EDITORA AFILIADA

Dados Internacionais de Catalogação na Publicação (CIP)
(Câmara Brasileira do Livro, SP, Brasil)

Liss, Jerome
  A terapia biossistêmica : uma abordagem original da terapia corporal / Jerome Liss, Maurizio Stupiggia ; l tradução Lauro Machado Coelho l. — São Paulo : Summus, 1997

  Título original: La terapia biosistemica.
  Bibliografia.
  ISBN 85-323-0619-5

  1. Emoções 2. Energia vital 3. Espírito e corpo — Terapias 4. Psicoterapia bioenergética 5. Psicoterapia racional-emotiva I. Stupiggia, Maurizio. II. Título.

97-2349   CDD-616.8914

Índices para catálogo sistemático:
1. Psicoterapia biossistêmica : Ciências médicas   616.8914
2. Terapia biossistêmica : Psicoterapia : Ciências médicas
   616.8914

Jerome Liss e Maurizio Stupiggia

A TERAPIA BIOSSISTÊMICA

Uma abordagem original da terapia psicocorporal

summus editorial

Do original em língua italiana
LA TERAPIA BIOSISTEMICA — Un approccio originale al trattamento psico-corporeo della sofferenza emotiva
Copyright © 1994 by FrancoAngeli s.r.l., Milano, Italy.

Tradução de:
Lauro Machado Coelho

Supervisão de:
Rubens Kignel

Capa de:
Raquel Matsushita

Proibida a reprodução total ou parcial
deste livro, por qualquer meio e sistema,
sem o prévio consentimento da Editora.

Direitos para a língua portuguesa
adquiridos por
SUMMUS EDITORIAL LTDA.
Rua Cardoso de Almeida, 1287
05013-001 — São Paulo, SP
Telefone (011) 872-3322
Caixa Postal 62.505 — CEP 01214-970
que se reserva a propriedade
desta tradução

Impresso no Brasil

SUMÁRIO

Apresentação 7

Introdução 9

1. Do Sofrimento à Emoção
Rita Fiumara, Silvana Lepre, Maira Pellizzoni 23

2. "Sinto que você me sente." A Empatia
Maurizio Stupiggia 38

3. O Processo Terapêutico. Reviver o Estresse e Responder Adequadamente
Giorgio Giorgi 59

4. Você me Abraça se eu Chorar? O Contato
Roberto Eugenio Giommi 72

5. Olhar, Voz e Corpo. Algumas Metodologias de Contato
Anna Maria Bertolucci 86

6. Não sou o Único a Sofrer: Os Métodos de Grupo na Terapia Biossistêmica
Jerome Liss 97

7. Palavras que Matam e Palavras que Ajudam. A Comunicação
Roberto Mazzini 138

8. A Energia Entra em Cena. O Psicoteatro Terapêutico
Stefano Cristofori 159

APRESENTAÇÃO

Este livro é o resultado de cinco anos de pesquisas e de colaboração entre os membros da Escola de Formação de Psicoterapia Biossistêmica.

Esperamos que tanto os profissionais quanto os não-adeptos desse tipo de trabalho possam compreender e apreciar a peculiaridade desse processo corpo-mente, que cura a pessoa em profundidade.

Enfrentamos problemas de depressão, angústia, medo, raiva e crise existencial com instrumentos que ajudam a pessoa a encarar o "pior" para alcançar o "melhor".

A emoção é como um rio: se está seco, nos encontramos no deserto; se é superabundante, nos afogamos. O terapeuta procura merecer a confiança do paciente: desse modo, transforma-se nas barreiras desse rio, ajudando-o a encontrar sua força num contexto de segurança.

Os autores

INTRODUÇÃO

DIÁRIO DE UM DOENTE IMAGINÁRIO

Maurizio Stupiggia

A ruptura de equilíbrio

Às vezes meus olhos atravessam os objetos que tenho diante de mim sem se fixarem em nenhum deles, mas devorando, literalmente, tudo quanto há em minha vida cotidiana, fazendo com que eu me sinta o passageiro de um trem em movimento. Ao mesmo tempo, sinto-me sugado por um redemoinho de pensamentos obsessivos, circulares e sem saída, mas de tal forma "reais", que fazem evaporar a percepção de meu próprio corpo.

"Eu me enganei... não devia ter feito isso, devia ter-me comportado de outro modo... sou sempre o mesmo!" Tais pensamentos se transformam nas paredes de um labirinto, contra as quais me debato continuamente, perdendo, a cada golpe, um pouco da sensibilidade em minhas pernas, e, pelo contrário, adquirindo a consciência cada vez maior da dureza dessas paredes. Caio, assim, em um redemoinho, perco-me, pouco a pouco, dizendo-me que não sou vítima de *doença* alguma: sou só prisioneiro de uma *idéia*, a de ter feito alguma coisa errada.

É nesses momentos que me dou conta de que o que faz a diferença entre o desconforto existencial e o simples desconforto físico é exatamente o envolvimento de todo o ser daquele que sofre: se estou com um pouquinho de dor de cabeça, minha atenção estará constantemente voltada para a pulsação em minhas têmporas, mas não serei capturado por ela como acontecerá se mergulhar, indefeso, na desagradabilíssima sensação criada por um "simples" sentimento de culpa. A culpa me põe num estado emocional no qual já não consigo mais distinguir que parte de mim está em jogo: não só o meu estômago se retorce e parece colar-se a si mesmo, como meus ombros se curvam imperceptivelmente e sinto-me exposto, dos pés à cabeça, ao perigo de uma possível punição ou à dor da visão do sofrimento do próximo.

A emoção, portanto, é a tendência a viver, de maneira total, a situação na qual, a cada momento, me vejo imerso.

É o evento psicossomático por excelência: é o exato momento em que as sensações corporais (contração no estômago, tensão nos ombros, impressão geral de peso) encontram-se com os pensamentos ("Exagerei e fui cruel."). Mantendo os dois momentos separados, desvirtuo a característica do fenômeno: se considero apenas a parte do pensamento, tenho simplesmente um processo racional; mantendo somente as sensações corporais, deparo com uma situação comum de cansaço após um dia árduo de trabalho.

É verdade que até mesmo uma banal dor de cabeça pode dar a sensação de peso geral, náusea, ou pensamentos pessimistas velados, mas, nesse caso, eles são considerados efeitos colaterais, não as verdadeiras manifestações definidas de um único fenômeno.

Torna-se muito claro, a esse propósito, o exemplo do *medo*. Se, ao virar uma esquina, esbarro de repente numa pessoa hostil, posso sentir as batidas do coração que se aceleram, a garganta que se aperta, as pernas começam a tremer e, ao mesmo tempo, meus pensamentos mudam de direção para se concentrarem maciçamente na pessoa que está à minha frente, o que ela pode me fazer e o que eu posso fazer etc.

O fato interessante é que muita gente vai ao médico apresentando sintomas semelhantes a esses: taquicardia forte, respiração ofegante, dores no pescoço e em um dos ombros, tonteira e tremor nas pernas. A primeira providência é, obviamente, um bom eletrocardiograma, porque os sintomas podem indicar que um enfarte se aproxima. Mas o coração está bem. Nosso médico não desanima e tenta, então, uma radiografia da coluna cervical, pois sabe-se que a artrose cervical produz freqüentemente distúrbios desse tipo. Mas ela também nada revela de anormal.

O médico perde a paciência e faz, para o infeliz, um diagnóstico de síndrome maníaco-depressiva, obviamente curável com psicofármacos: "São leves", dirá para tranqüilizá-lo, "e não há perigo algum de que criem dependência". Assim, dá-se um jeito no paciente, que é expulso da grande família das doenças verdadeiras, orgânicas, e é inserido no obscuro grupo dos doentes imaginários.

No fundo, essa operação não está de todo errada, pois ele está perturbado justamente em seu imaginário, naquela parte de seu pensamento que não aparece junto das manifestações corporais, mas fica como um fundo inconsciente. Ou seja, ele sente que tem medo, mas acha que a dificuldade de compreender a sua doença é que causa a perturbação. Confia no poder milagroso do diagnóstico, perdendo, assim, o contato com a origem de sua situação. Essas claras manifestações físicas de uma situação emotiva transformaram-se em sintomas "psicossomáticos", e ele agora está dividido entre os *pensamentos* de sua mente e as *sensações* de seu corpo.

Talvez ele esteja vivendo um período especial de sua vida, um momento no qual enfrenta algo que o amedronta, mas essa "medicalização" o impede de viver plenamente a experiência do presente. "Estou namorando há dois anos e nunca disse à minha garota que a amo. Não consigo, é mais forte do que eu", disse-me um paciente que se autodefinia "hipocondríaco", e se decidira a consultar-me após a enésima "ameaça de enfarte". Nenhum médico mais estava disposto a prescrever-lhe exames clínicos e, por outro lado, a namorada não queria esperar mais tempo pela declaração de amor.

Quando tentei criar com ele uma situação imaginária que o fizesse defrontar-se com a garota, ele começou de novo a ter taquicardia e suores frios; esfregou os olhos e balançou a cabeça, como se tivesse finalmente entendido alguma coisa: "Sinto-me como se fosse um menino", ele disse, "não sei por onde começar".

Seu coração ainda não se tinha aberto às sensações do amor, que eram demasiado fortes para ele: por isso, o medo que sentia das emoções em relação à namorada tinha-se convertido, por um lado, em pensamentos obsessivos de doença e, por outro, em sintomas psicossomáticos. A unidade corpo-mente, vivida no plano das emoções, tinha-se desdobrado em dois circuitos separados (pensamentos e sensações) cuja não-comunicação constitui o início de qualquer doença.

Como podemos notar, *o núcleo estrutural de todo evento emocional constitui-se do encontro entre o processo mental e sua vivência corporal.*

Por que estou chorando?

Mas de que modo esses dois níveis se ligam?

Sobre esse ponto, durante muitos anos, duas teorias diferentes se confrontaram, cujo objeto de disputa era o local de origem da situação emotiva.

Na hipótese de James e Lange, a emoção consiste da *percepção das mudanças fisiológicas*, as viscerais em especial, que interessam a várias partes do corpo: a resposta cerebral acompanha a verdadeira e exata experiência corporal. A emoção torna-se, assim, o efeito último de uma série de mutações orgânicas, predominantemente viscerais, às quais a consciência se adapta; num certo sentido, podemos dizer que temos medo porque fugimos ou que estamos tristes porque choramos: conclusão insólita esta, para os nossos padrões habituais de pensamento.

A outra linha de pensamento, sustentada por Cannon e Bard, ao contrário, enfatiza a atividade cerebral do tálamo como a origem das emoções: segundo eles, o núcleo das emoções forma-se diretamente em algumas áreas do cérebro e produz mudanças periféricas, descarregando sua ação sobre as vísceras. Em outras palavras, isso significa que a consciência constrói o fator emotivo, com base em uma decisão que seleciona alguns dos infinitos impulsos que chegam da periferia nervosa.

Contrariamente à primeira hipótese, aqui, sim, podemos dizer que fugimos porque temos medo, e choramos porque estamos tristes.

Parece que a maioria das pessoas que procura terapia adere espontaneamente a esse segundo modelo conceitual. Na verdade, elas se perguntam por que choram com tanta freqüência ou por que fogem sem parar das situações mais comuns. Ou seja, buscam dar sentido àquilo que fazem; procuram uma explicação que pelo menos as tranqüilize. Efetivamente, a falta de uma razão plausível é bastante desconcertante. Mas é paradoxal que quase ninguém considere patológicas as situações em que uma pessoa, mesmo tendo mil motivos terríveis para chorar, não consiga fazê-lo. A maior parte das pessoas considera absurdo chorar, rir ou simplesmente ser feliz, sem ter para isso razões objetivas e bem definidas.

De um ponto de vista fisiológico, as duas teorias representam os dois modelos interpretativos do fenômeno em questão: *periférico* e *central*, com mais atenção às sensações físicas viscerais (os estímulos periféricos de James-Lange) no primeiro caso, e com exclusivo poder confiado às funções cerebrais (o percurso talâmico-cortical de Cannon-Bard), no segundo.

Na realidade, cada uma dessas posições, tomada isoladamente, é incompleta, porque nenhuma delas leva em consideração o componente cognitivo. Sozinhas elas podem, no máximo, explicar um tremor interno ou um instinto reflexo, mas não sensações complexas como a raiva, a alegria ou outras semelhantes.

Schachter integra as duas teorias e amplia o seu campo. Numa das experiências que fez, ministrou adrenalina a um grupo de pessoas e mencionou o fato a apenas algumas delas. Essas pessoas passaram todo o tempo em companhia de um pesquisador que, primeiro, fingiu um estado de espírito despreocupado e alegre, mas, aos poucos, tornou-se irritadiço, dando para esse comportamento razões obviamente inventadas. Os resultados confirmaram as hipóteses: o grupo informado, embora registrando sensações físicas produzidas pela substância, não se adaptou às mudanças de humor do pesquisador, enquanto as pessoas não informadas sobre a substância comportaram-se de modo oposto. O primeiro grupo tinha uma explicação farmacológica para suas próprias sensações, enquanto o segundo tinha dado a elas uma interpretação situacional, uma vez que a atmosfera na sala vinha se tornando alegre ou tensa, dependendo do pesquisador, e o grupo tinha sido contaminado por ele. Schachter deduziu daí que a emoção é *a síntese da excitação fisiológica e da valorização interpretativa da situação na qual se verifica a excitação.*

Somente o entrelaçamento do componente físico (muscular, visceral etc.) com a parte de pensamento correspondente torna emocional uma manifestação subjetiva qualquer.

Também a *fome* que, como instinto, pareceria estar menos sujeita a esta definição, comporta avaliações análogas: na verdade, constatou-se (Stunkard, 1959) que, enquanto as pessoas sadias tendem a perceber como fome aqueles movimentos gástricos particulares que efetivamente prenunciam o apetite, as pessoas afetadas por patologias da alimentação (anorexia e obesidade) dizem estar com fome de maneira anárquica e casual, de acordo com o que está acontecendo em torno delas, e independentemente dos movimentos de seu estômago. Uma sonda introduzida no estômago desses indivíduos revelou a discrepância entre o estímulo visceral e a declaração verbal. Aqui também podemos observar o fato de que, todas as vezes que as sensações corporais (movimento gástrico) são desvinculadas da componente de pensamento ("Estou com fome."), criam-se as condições para uma patologia.

As informações do corpo

Torna-se evidente o fato de que toda pessoa que apresenta um problema emotivo traz em si a necessidade de que a levem em conta tanto verbal quanto corporalmente. Como já vimos até aqui, os distúrbios psicossomáticos derivam da discrepância entre os dois níveis: o corpo não tem as palavras para dizer aquilo que sente necessidade de exprimir. É aqui que está a grande revolução da psicanálise: reencontrar as palavras perdidas e nomear os impulsos do corpo que a moral minimizou e considerou escandalosos.

Se o paciente que vai ao médico apresentando taquicardia tivesse a possibilidade de recompor a unidade de sua emoção, talvez descobrindo que seu coração bate descompassado devido ao medo, perderia menos tempo em análises clínicas e farmacêuticas e o ganharia em termos de consciência de si mesmo.

As palavras, portanto, curam o corpo. Mas, ao mesmo tempo, elas são insuficientes: a emoção não se rompe apenas por causa de um problema lingüístico, mas também por uma inibição das sensações e do comportamento. O paciente que não consegue dizer "Te amo" não tem apenas uma dificuldade retórica, mas, também e principalmente, a incapacidade de sentir o amor em seu corpo e de exprimi-lo com gestos e ações.

Quantas pessoas vêm à terapia queixando-se de seus males e, ao mesmo tempo, manifestando surpresa por não estarem curadas apesar da leitura de muitos livros de psicologia que as informaram sobre sua patologia! O componente corporal da emoção, na verdade, não é redutível a conceitos; tem existência própria: é a garantia do fato de que aquilo que eu afirmo sentir não é um raciocínio vazio e, sim, um sentimento real.

Assim, torna-se mais clara a necessidade de fazer também o corpo entrar no estudo do terapeuta. Dar atenção apenas às palavras de um paciente e deixar de lado sua vivência corporal é como discutir os conflitos de um casal conversando apenas com um dos cônjuges.

"Estou desconcertado", disse-me um homem em sua primeira consulta: "minha mulher me abandonou exatamente quando a nossa situação era perfeita. Tínhamos encontrado o melhor equilíbrio possível para resolver os problemas causados pelas nossas diferenças. E aí ela foi embora. Exatamente quando eu me empenhava em entender onde estavam as possibilidades de nosso relacionamento, logo agora que tínhamos conseguido encontrar uma fórmula que combinava as nossas diversas exigências!" Enquanto dizia isso, ele estava imóvel, sentado de maneira quase perfeitamente simétrica, e acompanhava as suas frases mimicamente apenas com os dedos, mas sem afastar a palma das mãos do braço da cadeira. Além disso, mal se percebia quando ele respirava. Parecia um retrato de Rembrandt que falasse como por encanto. Ao ouvi-lo, eu experimentava uma mistura de tédio mortal e de sutil fascínio, também porque seu tom de voz era reflexivo, cativante, e não traía a dor que ele deveria estar sentindo por aquela situação.

Passados dez minutos, eu já estava entendendo por que a mulher fugira no melhor momento. Comecei a sentir uma opressão no peito e uma estranha agitação no estômago. Percebi que gostaria de levantar-me da cadeira e afastar-me dali. Eu também estava prestes a ser apanhado na rede de suas "soluções", e o mal-estar no estômago era a minha forma de me rebelar contra aquele gélido paraíso mental, perfeito em sua eterna imobilidade. Era evidente que aquele casal estava condenado a trocar *informações* e não a comunicar *emoções*: para ter emoções é necessário um corpo e, ali, não havia nenhum.

O homem vivia num mundo imaterial, feito de idéias, conceitos e estruturas lógicas, mas privado de corporalidade e das pulsações de um organismo: dessa forma, o reino das emoções estava interditado para ele. A minha fantasia, vendo-o grudado daquele jeito à cadeira, me dizia que provavelmente me encontrava diante de uma pessoa paralisada pelo pavor e, por isso, condenada a dirigir toda sua energia para o movimento mental. Teria sido divertido para ambos, ele e eu, analisar logicamente os seus mecanismos de comportamento, mas se nós nos tivéssemos limitado a isso, ele teria se transformado, no fim da terapia, num daqueles pacientes "curados" que dizem, desconsolados: "Agora eu *sei* por que não consigo ter uma mulher".

Quando o corpo não participa integralmente da vida, esta se torna superficial, pois lhe falta uma dimensão. Para ele, de modo contrário, era importante reativar gradualmente as sensações corporais, ir de encontro ao embaraço, ao medo e a todos os monstros imaginários ou reais que o tinham assustado na infância e que, agora, tinham sido apanhados na armadilha de sua energia vital. *O corpo, nesse sentido, é o inconsciente da linguagem, aquilo que lhe garante a veracidade, e o que faz com que as palavras não sejam apenas palavras, mas fatos concretos.* Quem quer que pense em operar com as emoções não pode deixar de lado uma intervenção e uma atenção especial ao corpo, sob pena de estar limitando consideravelmente seu trabalho.

A interdependência entre a esfera mental e a esfera corporal é evidenciada ainda mais pela necessidade de exprimir os estados emotivos usando elementos materiais que têm uma relação direta com a corporalidade. Costumamos dizer: "Estou mal como se me tivessem feito em pedaços", ou "As suas críticas foram como facadas na barriga". Precisamos dar uma descrição concreta e exterior a um estado interno que, de outra forma, seria incomunicável; é o que Matte Blanco descreve como "a saudade que a mente tem do corpo".

14

Quando é proibido existir

Vimos que, a nosso primeiro paciente, ficou vetada qualquer possibilidade de nomear suas sensações enquanto, ao segundo, ocorria exatamente a falta dessas sensações. No primeiro caso, havia uma sintomatologia psicossomática; no segundo, prevalecia um contínuo ruído de fundo: em ambos os casos, havia uma situação de *inibição*, pelo menos de uma parte deles.

É necessário, porém, fazer uma distinção no interior da componente corporal: há situações emotivas caracterizadas pelo impulso para agir ("Estou tão zangado que chegaria a te bater.") e outras que não se orientam para a ação, mas nas quais prevalece uma *sensação* interna mais visceral ("Sinto-me triste e vazio."). Há, portanto, uma tendência à atividade, no primeiro caso; e uma propensão à receptividade, no segundo. Hoje, já são bem conhecidos os efeitos teóricos dos trabalhos experimentais de Laborit, segundo os quais a inibição prolongada da ação (no sentido de luta ou de fuga) cria uma série de alterações orgânicas que, a longo prazo, levam à doença psicossomática e aos distúrbios da emotividade. Uma situação exemplar é dada pelo pai que critica e castiga o filho. O menino não pode protestar nem fugir porque, nesse caso, receberia uma punição maior. Deve, portanto, ficar quieto e receber em silêncio o xingatório ou até mesmo umas palmadas. Esse momento, especialmente se é inesperado, pode permanecer impresso na memória, dando início ao processo de inibição da ação, que virá à tona nos diversos momentos de estresse pelos quais o menino passará quando for adulto.

Laborit relaciona o seu mecanismo de inibição essencialmente com a ação, mas acho que poderíamos também falar de uma inibição da "paixão", isto é, da sensação propriamente dita. O paciente que se queixava de ter sido abandonado pela mulher não tinha apenas uma imobilidade muscular, mas era também presa de uma paralisia visceral e sensitiva: as suas frases não testemunhavam impulsos nem para a ação nem para a paixão ("estou desorientado" é, na verdade, um estado mental). Ou seja, ele estava inibido também em seu movimento interno visceral, ainda que o termo "inibição" possa parecer deslocado quando é aplicado a esse núcleo involuntário do organismo humano, que se desenvolve muito precocemente e ainda longe das situações de repressão ou de proibição.

É também verdade que o mal-estar, nesse núcleo profundo, tem mais a ver com situações de "carência" de cuidados maternais, do que de "conflito" comportamental no interior do triângulo edípico e que, em vez da palavra *inibição*, seria mais oportuno, nesse caso, usar termos como *vazio, falta* e *desnutrição afetiva*. Por outro lado, é verdade também que, num adulto, um tal deserto interior significou que ele *se proibiu de ter sentimentos*.

Os distúrbios narcisistas, tão comuns hoje em dia, representam o estranhamento das *sensações* corporais e a interiorização das *opiniões* das outras pessoas. Um típico exemplo desse caso é o *Zelig*, de Woody Allen.

Resumindo as considerações expostas até aqui, podemos afirmar que a *emoção* é o evento complexo do qual participam os *pensamentos*, as *ações* e as *sensações* numa unidade estruturada, na qual esses três elementos estão interligados e interdependentes. Cada um desses elementos deve estar presente, caso contrário não ocorre qualquer emoção. Quando fico com raiva, por exemplo, participo com todo o meu ser do que está acontecendo: o estômago se contrai, a cabeça dói, as mãos se fecham com uma leve vibração e a cabeça se enche de pensamentos terríveis, de palavras críticas e de imagens destrutivas. Se a raiva se limitasse ao aspecto mental, eu seria simplesmente uma pessoa hipercrítica ou em constante conflito de opinião com os outros. Não teria à minha disposição o calor das vísceras e, com isso, expressar-me-ia de modo frio a ponto de beirar o sadismo.

De outro modo, se minha reação se limitasse ao aspecto muscular, ficaria me queixando todos os dias pelo fato de que tudo vai mal, tudo se desfaz em minhas mãos, e não teria a menor consciência de minha parte de responsabilidade nesses acontecimentos infelizes. Eu sentiria o mesmo mal-estar se só as minhas vísceras funcionassem: reagiria com náuseas, colite e outras manifestações diante das situações intoleráveis. O recém-nascido que vomita o leite materno está, no fundo, formando a base para uma reação de agressividade futura mais completa, que ocorrerá apenas quando ele puder movimentar violentamente os braços e se expressar com sons e palavras adequadas.

A emoção é um sistema

Digamos, portanto, que *pensamentos, ações e sensações formam um sistema e estão ligados entre si, como poderiam estar os membros de uma família que se desfaria se um de seus componentes viesse a faltar.* Daí a definição de *biossistêmica* dada à abordagem terapêutica que estamos descrevendo: o encontro entre as teorias com base *bio*lógica e *bio*energética e uma visão sistêmica das relações que ajudam a integrar processos fisiológicos de vários níveis (molecular, orgânico) a campos diversos das funções mentais (lógico-verbal, imaginativo-visual).

Um *sistema* é "uma unidade global organizada (Morin), uma "unidade que resulta das partes em alteração recíproca" (Ackoff).

A idéia de modelo sistêmico ocorre, sobretudo, nos trabalhos de Van Bertalanffi, Bateson e Morin, que notaram, cada um em seu próprio campo de pesquisa, como era arbitrário e ineficiente reduzir os acontecimentos a causas únicas, e como, pelo contrário, era mais oportuno pensar nos fenômenos reais como se eles fossem compostos de elementos que agissem uns sobre os outros de maneira praticamente infinita.

No século XIX, prevalece a busca dos fundamentos, seja na matemática ou nas ciências físicas: procuram-se as propostas mais simples, capazes de produzir todo o aparelho lógico-matemático existente, bem como elementos constitutivos básicos da matéria. Mas esses programas entram em falência: descobre-se que a matemática é uma babel de línguas matemáticas sem fundamento, e cada vez mais a partícula física elementar demonstra ser não um objeto simples, mas um sistema organizado. Como diz Morin: "O sistema tomou lugar do objeto simples e substancial e opõe-se à redução a seus elementos". Com mais razão ainda, "a vida é um sistema de sistemas de sistemas, não só porque o organismo é um sistema de órgãos que são sistemas de moléculas, que são sistemas de átomos, mas porque o ser vivente é um sistema individual que faz parte de um sistema de reprodução, e porque ambos fazem parte de um ecossistema, que faz parte da biosfera...".[1]

Na prática, isso explica, por exemplo, por que é impossível solucionar alguns conflitos de um núcleo familiar sem responsabilizar cada membro da própria família pela sua cota de participação nesse conflito. E como é difícil resolver a patologia de um indivíduo se ela não é situada dentro do complexo familiar.

Com muita freqüência, na verdade, as discussões de um casal ou do núcleo familiar extenso tendem a girar em torno da equívoca pergunta: "Quem está certo e quem está errado?". Procura-se, portanto, um responsável único, um possível culpado, mas isso não existe. Seria mais justo dizer: "Como poderíamos fazer coexistir as respectivas vontades, acreditando firmemente que cada um possui uma parte da verdade?". Encontramos a mesma complexidade nos pacientes que mostram grande dificuldade em relacionar-se com os outros: "Meus amigos me evitam, dizem que sou insuportável. Só me telefonam quando precisam de alguma coisa", dizem alguns deles. Se aplicássemos a lógica da responsabilidade única nesse caso, chegaríamos a um beco sem saída: se começo a acreditar na má-fé de meus amigos, estou tendo um comportamento paranóico; se me convenço de que sou realmente insuportável, resvalo inexoravelmente na depressão.

É necessário, portanto, raciocinar em termos sistêmicos: "A minha realidade relacional estratificou-se numa tal complexidade sistêmica que, de fato, acontece que meus amigos só me procuram por necessidade, e isso me deixa tão zangado que eu me torno insuportável; por outro lado, me dou conta de que, quando estou nervoso assim, ninguém consegue ficar a meu lado". O processo, agora, é circular e se auto-reproduz incessantemente: seja qual for o passo dado pelo nosso paciente, ele não faz outra coisa senão alimentar o sistema de seu mal-estar. O terapeuta, aqui, não pode intervir mostrando apenas os "erros" comportamentais do indivíduo em relação aos outros, ou a maneira distorcida pela qual ele expressa as suas próprias necessidades, mas também assumindo suas "razões", sentindo que, na verdade, os outros também se comportam de modo violento em relação a ele. Acontece ao terapeuta de não desmembrar a realidade, procurando analiticamente os seus elementos últimos de explicação causal, mas mantê-la em sua complexidade, por mais opaca que seja. "Você tem razão, mas, como está vendo, não é o suficiente", pensa o terapeuta, "porque os outros também estão certos." E quando o paciente começa realmente a tomar consciência dessa verdade complexa (complexidade da verdade), dá início à tão desejada transformação: pára de passar ciclicamente da posição de vítima para a de carrasco e começa a sentir o cansaço pelo enorme peso de laços relacionais que há tanto tempo carrega nas costas.

Sem uma lógica sistêmica, não seria possível compreender sequer o fato de tantas terapias, embora muito diferentes umas das outras, darem igualmente resultados positivos. Se, de fato, existisse um único cursor que orientasse a enorme complexidade dos mecanismos do ser humano, então uma só teoria seria válida contra a charlatanice das outras. E não é apenas por um princípio formal de democracia científica que isso não é possível, mas por todas as considerações que desenvolvemos, até agora, sobre a estrutura complexa dos estados emotivos.

Uma respeitosa interpretação psicanalítica ou uma reestruturação cognitiva dos pensamentos automáticos de um paciente podem reduzir notavelmente a ansiedade diante de uma situação difícil, tanto quanto um exercício bioenergético ou uma noitada de dança conseguem reativar a energia profunda e a clareza mental perdidas com o estresse. Isso é possível porque, em um sistema, cada parte está ligada de modo significativo à totalidade, de tal forma que cada porta de entrada acaba levando, mais cedo ou mais tarde, ao centro do labirinto.

O sucesso da intervenção depende, entretanto, da expectativa terapêutica: quanto maior, mais elementos do sistema chegará a ativar.

Construir ou revelar

Torna-se evidente, nesse ponto, que todas as vezes em que os elementos se estruturam numa unidade organizada criam um sistema que possui características a mais em relação aos elementos considerados separadamente. Mantendo o exemplo da família, concluímos que ela não é apenas a reunião das experiências de seus membros individuais, mas é uma entidade que paira acima deles, dotada de regras posteriores, que se reformulam e governam o comportamento de seus componentes. "Devemos fazê-lo pelo bem da família", dizem freqüentemente alguns pais; "Gosto de meus pais, mas estar em família me mata", queixam-se, por sua vez, muitos filhos.

É assim que funciona também o sistema-homem: posso *agir, pensar* ou *pulsar*, deixando esses três sistemas independentes, mas quando eles tiverem se encontrado, entrarei numa nova dimensão: uma *emoção.*

A emoção é, portanto, um sistema e, por isso, não é considerada um constituinte básico e, sim, um resultado final: será tratada da mesma forma que as frutas ou as flores.

A terapia biossistêmica visa justamente revalorizar a eflorescência do ciclo emotivo, relacionando com a totalidade originária aqueles sintomas patológicos que outra coisa não são senão pedaços de experiência individual desligados do resto do mosaico.

"Não suporto mais essa situação", dizem freqüentemente os pacientes, enquanto relatam suas desventuras. "Tente dizer a mesma coisa acentuando o estrangulamento da voz na garganta e apertando os punhos com toda força", eu lhes proponho. Isso muda o estado psicofísico de quem está falando, acrescenta à sua atividade de pensamento e de significado outros dois aspectos da emoção, o muscular e o visceral. O objetivo é o de chegar ao contato completo com o que está acontecendo, de imergir inteiramente na experiência do presente e de tudo aquilo que temos à nossa disposição. Não é muito diferente do ensinamento Zen, segundo o qual cada ato de nossa vida deve ser vivido como se fosse único e o mais importante; na prática Zen, até mesmo o simples ato de pensar deve envolver todo o nosso ser: "Devemos pensar com o corpo".

No Ocidente, encontramos a aplicação dessas idéias no trabalho concreto de Konstantin Stanislavski no âmbito teatral. O seu trabalho de preparação do ator é uma verdadeira "criação orgânica", na qual as paixões, os sentimentos e as intenções da personagem se transformam definitivamente, para o ator, "em sua segunda natureza, normal e orgânica. De outra forma, ele nunca poderá chegar à personagem".[2] "A quem pertencem esses sentimentos?", pergunta Törzov aos atores que estão ensaiando no palco.

Stanislavski revoluciona a arte teatral fazendo o ator mergulhar integralmente na vivência da personagem, forjando assim um "método para os sentimentos atuarem". O mesmo acontece no âmbito da psicoterapia: diversamente de muitas escolas terapêuticas nas quais se tende a "ler" os movimentos do corpo, ou a interpretar os lapsos gestuais, a terapia biossistêmica amplifica movimentos mal esboçados, ou cria-os nos casos em que eles estão ausentes devido a uma espécie de congelamento sensorial e motor. Ela ajuda o paciente a "construir" mais do que a "revelar": não procura "descobrir" uma verdade escondida por trás das aparências, mas tende a fazer falar aquilo que surge diante dela de maneira misteriosa e, inicialmente, indecifrável; o seu método avizinha-se ao da fenomenologia, como Heidegger a entendia inicialmente: "deixar que vejamos por nós mesmos aquilo que se manifesta, assim como se manifesta por nós mesmos".[3]

"Sinto-me impotente", dizem freqüentemente algumas pessoas, com a voz baixa, os olhos mortiços e os braços caídos ao longo do corpo; mas se elas se deitam de costas, com os braços e as pernas para o alto, como um besouro caído de lado, o que amplia o estado de impotência, uma coisa interessante acontece. Os braços se estendem, as pernas começam a tremer, as costas se endireitam e a voz torna-se mais forte, contaminando-se com os movimentos do corpo e ficando mais grave. Ou seja, essa vivência da impotência começa a mostrar a carga de rebelião e de protesto que cada depressão traz nela mesma, e a emoção se transforma: ao se ampliar, ela muda para alguma coisa de que, um minuto antes, não se suspeitava.

A missão do terapeuta biossistêmico é, paradoxalmente, a de tornar mais complexa a realidade que o paciente lhe apresenta, já que cada aspecto novo, cujo acesso ele facilita, cria uma transformação qualitativa no estado global do paciente, como se, no fundo, o núcleo de sua patologia fosse dado por um princípio de *empobrecimento* da sua complexidade psicocorpórea. *Neurótico* torna-se, assim, um sinônimo de *contorcido*, uma forma infrutífera e insuficiente de ser *complexo*.

Viver sem julgar demais

Para o terapeuta, ampliar significa olhar e escutar com grande parte dele próprio aquilo que o paciente traz para o consultório, isto é, viver junto dele aquilo que, lá fora, o isola e o faz sentir-se diferente. O terapeuta está, em suma, numa *relação de empatia* com o paciente. Literalmente, "empatia" significa "sentir dentro" e, nesse caso, representa a capacidade de compreender emotivamente, isto é, com sua própria totalidade, a vivência do outro. Nosso trabalho baseia-se constantemente nessa relação e delineia para ela novas modalidades de aplicação, dada sua transposição do campo psicanalítico para o âmbito psicocorporal. A atenção à empatia se concretiza de forma sistemática com a obra de um psicanalista americano, Heinz Kohut, que delineia os contornos da sua *psicologia do eu* baseando-se exatamente nesse conceito. A empatia é, a esse nível, um ótimo instrumento de intervenção: na verdade, ela é a capacidade de vivermos, dentro de nós mesmos, as fantasias e as emoções do outro, compartilhando-as com ele. Ela é, no fundo, uma espécie de *compreensão emotiva* do outro, mediante uma *identificação* parcial. Por meio dela, o terapeuta desenvolve uma espécie de "vicariato" emotivo, que permite ao outro ter acesso às vivências que, de outra forma, ficariam relegadas ao domínio da culpa ou da vergonha. Desenvolve uma obra de ampliação e de *enriquecimento* da vivência do paciente, e não uma redução a supostos elementos fundamentais.

Como primeira contribuição temos, portanto, o *respeito* pela estrutura lógica e emotiva do paciente: o terapeuta, na verdade, não tenta reconduzir essa estrutura a uma série de categorias abstratas, mas mergulha *diretamente* no fluxo de experiências do paciente, procurando, dessa forma, não o já sabido, mas o ignorado, o absolutamente individual. Daí, descendem as conseqüências práticas de uma concepção empática da terapia: substituição gradual da interpretação, pelo uso da *identificação* e *ampliação pulsional* e *expressiva*.

A segunda contribuição do trabalho biossistêmico a essa temática é a atenção dada ao corpo na relação de resposta empática entre terapeuta e paciente, a ponto de se poder falar de uma verdadeira *empatia corporal*. Kohut chega a abordar exatamente essa questão, mas permanece em um âmbito estritamente verbal. Para nós, pelo contrário, a empatia é, em grande parte, corporal, e é por isso que damos muita atenção à parte *expressiva* da linguagem, em vez de pensarmos unicamente em seu aspecto *simbólico*: dessa forma, percebemos as *palavras* como *prolongamento das artes* e não apenas como entidades metafísicas pertencentes ao mundo dos significados.

Nesse sentido, nosso trabalho é complementar à prática psicanalítica: a grande revolução exercida pela psicanálise, na verdade, é a descoberta da carga de significado de alguns comportamentos corporais, aparentemente casuais e inexplicáveis, enquanto aqui tendemos a dar um conteúdo corporal às próprias palavras.

Todo o trabalho de Freud sobre os sintomas histéricos mostra exatamente sua obra de "desvelamento". Freud foi o primeiro a acreditar firmemente que o corpo fala e, nessa sua linguagem, contenha as informações úteis para sua própria cura. Uma paralisia histérica é bem mais do que um distúrbio neurológico, é um distúrbio do comportamento e da vida de uma pessoa: é a incapacidade de a própria pessoa continuar a viver daquele modo.

Por outro lado, também é verdade que uma pessoa logorréica, que fala sem parar num tom sempre igual, não está apenas enunciando conteúdos verbais, mas está tentando cercar-se de uma espécie de "contêiner" sonoro para proteger-se de uma sensação insuportável de invasão. Com as palavras ela faz o que não consegue fazer com o corpo: defender-se. O seu modo de falar desenvolve uma dupla ação: manter constantemente ativa a parte interna das vísceras, que é o local em que percebe a temida invasão, e criar um invólucro protetor que envolve também ao interlocutor, quase da mesma forma como a aranha captura a mosca em sua teia.

O "pretexto" da terapia biossistêmica é, portanto, o de alargar o campo de intervenção das psicoterapias verbais, operando a difícil passagem da descoberta do *gesto como palavra não dita* para a *palavra como gesto não feito*. É a tentativa de devolver a atenção à parte da Natureza que está dentro de nós, de dar sentido à afirmativa de James de que estamos tristes porque choramos, de tal modo que possamos chorar, rir ou ficar com raiva sem termos de, antes, procurar um motivo para isso.

Notas bibliográficas

1. MORIN, E. *Il metodo*. Feltrinelli, 1983, p. 128.
2. STANISLAVSKI K. *Il lavoro dell'attore su se stesso*. Laterza, 1982, p. 483.
3. HEIDEGGER, M. *Essere e tempo*. Longanesi, 1976, p. 55.

1. DO SOFRIMENTO À EMOÇÃO

Rita Fiumara, Silvana Lepre, Maira Pellizzoni

Da inibição à libertação

Quando não posso me expressar, minha barriga fica como uma pedra

Quantas vezes, diante de um professor que estava nos fazendo perguntas, sentimos que o coração disparava de repente, que a garganta e a boca do estômago se contraíam, o rosto ficava vermelho e todo o corpo parecia estar paralisado!

Interiormente, ouvíamos uma voz que dizia: "Você não vai conseguir responder, vai ficar mudo na frente do professor, e ele vai julgá-lo mal e castigá-lo".

Quantas vezes tivemos essa mesma sensação de mal-estar acompanhada da voz interior: "Você não vai conseguir". Nós as experimentamos sempre que temos de enfrentar uma autoridade qualquer: o chefe, no escritório, quando nos manda chamar; um policial que nos pára numa barreira e pede os documentos.

Freqüentemente, nos damos conta de como é desproporcional essa situação de bloqueio interno (os pensamentos) e bloqueio externo (o corpo), em relação à realidade em que estamos imersos naquele momento.

Nossa percepção da realidade, nesses instantes, se dilata como as formas nos quadros de Dali. Esse mesmo mundo alterado, em nossa experiência, superpõe-se a alguma coisa que já vivemos na infância. Idêntica sensação de aperto na garganta, peso no estômago, rubor no rosto, paralisia geral, nós já a tínhamos vivenciado quando crianças, diante do pai, que nos recriminava com frases do tipo: "Se você não parar eu te castigo" ou "Cale a boca porque você é muito pequeno".

Essas frases tornam-se novamente atuais, mesmo que não sejam ditas pelo pai.

Tudo isso cria o que Laborit definiu como a inibição da ação diante do estresse.

O indivíduo, diante de um obstáculo externo, contra o qual não pode reagir (nem fugindo, nem atacando), descarrega para dentro de si mesmo essas reações impedidas. Mais especificamente, o que ocorre, a nível orgânico, é que se criam, diante do estresse (pai que xinga, professor que faz perguntas etc.), secreções como a noradrenalina e os corticosteróides, que provocam, se a inibição se prolonga no tempo, as doenças psicossomáticas.

O exemplo mais representativo dessa situação é Fantozzi, a personagem que sempre se inibe diante de uma autoridade.

É interessante observar como o corpo também se modifica quando está diante do estresse: ombros encurvados, língua para fora, boca seca, suor nas mãos (e diz: "Meus dedos ficam grudentos.").

Todos nós, pelo menos uma vez na vida, já fizemos o papel de Fantozzi.

Do "não" - verbal ao "não" - fisiológico

O que acontece nessas situações?

Voltou à tona a memória corporal da criança diante da autoridade. A primeira autoridade com que a criança se defronta é a dos pais. Muitas vezes, prevalece no pai a atitude normativa, que se manifesta com frases do tipo: "Não ouse! Fique no seu lugar! Fique calado! Fique quieto!".

A criança não pode reagir nem de forma física, nem verbal, porque não dispõe do mesmo poder físico e de decisão do adulto; e não pode fugir, porque é física e emocionalmente dependente dos pais.

É essa a inibição da ação diante do estresse descrita por Laborit, que frisa o envolvimento emotivo, corporal e neurofisiológico em cada situação que vivemos. É possível que a criança, diante dessas frases ditas com severidade, tenha experimentado:

a. um *nível emotivo* de medo pela ameaça e pela raiva reprimidas, pela frustração de ter sido xingada;
b. a *nível corporal*, pode ter sentido um nó na garganta (o choro que quer sair) e/ou um peso no estômago (sentimento de vingança), e/ou o coração que batia mais rápido no peito;
c. a *nível neurofisiológico*, houve um encavalamento dos dois elementos do sistema nervoso autônomo, o simpático e o parassimpático, com uma conseqüente descarga hormonal. É essa a formação do "nó" emocional que gera o desequilíbrio metabólico.

Muito provavelmente, essa mesma criança se transformará num adulto que terá dificuldades nas relações de igual para igual; estará mais familiarizado com os papéis de "subalterno" ou de "autoridade", eliminando todas as emoções que emanam desses dois papéis. Vai reviver, a cada vez, as mesmas manifestações físicas diante daquelas pessoas que verá como autoridades, recaindo numa situação de paralisia com uma rigidez difusa que lhe bloqueará o corpo e as ações.

Quando a parede racha

Marco, um homem de quarenta anos, simpático e cheio de vida, tinha vivido muitos relacionamentos e dois casamentos que terminaram em divórcio, mesmo sempre desejando constituir uma família. Veio fazer terapia porque estava cansado de viver sozinho e queria descobrir o que o impedia de acrescentar à sua vida, cheia de compromissos e de interesses, uma vida afetiva satisfatória e duradoura.

Nas sessões de grupo, assumia a liderança, propondo jogos e exercícios, e usava freqüentemente as brincadeiras e a ironia para evitar um contato mais profundo com os outros membros do grupo. Até que um dia, Edoardo, um dos membros do grupo, pediu a sua ajuda para falar de um acontecimento muito doloroso (Marco passava realmente a imagem de uma pessoa muito sólida e segura).

Edoardo sentou-se diante de Marco, olhando-o nos olhos, segurou-lhe as mãos e, chorando o tempo todo, sem parar de encará-lo, contou-lhe um episódio muito triste.

Marco, todo enrijecido, suava muito, estava muito vermelho e tinha no rosto uma expressão fixa, como a de uma máscara. Quanto mais Edoardo chorava e lhe pedia ajuda, mais Marco ficava imóvel e banhado em suor.

"O que está acontecendo com você, Marco?", foi a pergunta natural.

Marco deu um grande suspiro, abraçou Edoardo e, com a voz cheia de emoção, disse-lhe: "É terrível, eu via você chorando, sofrendo tanto, queria abraçá-lo, consolá-lo, mas estava completamente paralisado. Não conseguia alcançá-lo, era como se você estivesse muito longe de mim, não conseguia estender os meus braços para você. Quanto mais tinha vontade de abraçá-lo, de fazê-lo sentir que estava a seu lado, mais enrijecido ficava. Agora sinto o calor dissolver a tensão, sinto que você está mais calmo e tenho uma sensação muito grande de paz. Estou cansado mas satisfeito, como se tivesse lutado e vencido uma batalha... E compreendi por que a minha mulher se queixava quando dizia que eu era 'ausente': não participava dos problemas dela. O que eu tinha era só o medo de um envolvimento profundo".

Os papéis autoritário e subalterno não prevêem o encontro e o contato íntimo com o outro. Os bloqueios da compreensão e da comoção transformam-se em rigidez nos braços, no peito, no coração e na espinha dorsal.

As mensagens do pai autoritário, que eram externas, repetidas e confirmadas pelas atitudes, tornam-se internas (introjetadas), traduzindo-se em corporalidade e, nesse caso, em rigidez muscular e visceral.

Da mesma forma, a ausência de um pai, ou um modo de ser ansioso e/ou inseguro, segue o mesmo processo de introjeção, mas com efeitos sobre a percepção do espaço e dos contornos do próprio corpo.

Assim, no momento em que queremos ampliar nosso raio de ação e de exploração, sentimo-nos bloqueados por vertigens, desnorteamento, fraqueza nas pernas, dificuldade de respirar e ansiedade difusa, ou experimentamos esses sintomas se estamos em lugares fechados (túnel, elevador, tráfego).

Por trás das sensações físicas de mal-estar há, com freqüência, uma emoção bloqueada, uma emoção e uma sensação que não podemos nos permitir ter, por causa de um abraço que não veio ou que não foi suficientemente tranqüilizador.

O isolamento no orfanato

Giovanna veio fazer terapia queixando-se de vista nublada, vertigens acompanhadas de vontade de vomitar e muitos sintomas que ela havia definido como psicossomáticos: amenorréia, colite, gastrite etc.

Já na primeira sessão, Giovanna fala do que sente fisicamente: "Quando estou na rua ou no meio da multidão, tenho a impressão de que vou ficar desnorteada. Se olho para as pessoas, não vejo os traços de seus rostos, vejo-as como se estivessem envoltas em névoa. Por causa disso, há meses que não saio mais sozinha, pois não quero mais me ver nessa situação. Antes eu gostava de viajar mas, agora, basta programar um passeio de fim de semana para ficar agitada, dormir mal, e acabar cancelando o compromisso".

Continua contando alguns episódios muito dramáticos de sua vida, como a violência física de que foi vítima aos dezenove anos, mas sem conseguir descrever ou definir sua emoção. Durante a narrativa, sente de novo vontade de vomitar. A terapeuta senta-se a seu lado, espalmando a mão direita sobre seu estômago contraído, fazendo — com muita gentileza — com que ela tenha consciência de sua tensão muscular, e passando o braço esquerdo pelos seus ombros, oferece-lhe um apoio também emotivo (ver Fig. 1).

Depois de um longo silêncio, Giovanna começa a chorar descontroladamente e diz: "Nunca houve ninguém para me dar a mão. Fiquei apavorada quando aqueles três pararam na minha frente, mas não havia ninguém na rua, não adiantava gritar. Voltei para o colégio, mas não pude contar a ninguém como me sentia desnorteada, roubada. Muitas vezes, quando eu era menina, lá no orfanato, quando eu fazia uma pergunta, me respondiam: 'Fique calada porque você não tem mãe'. Com quem é que eu teria podido falar? Eu tenho medo, tenho medo como quando era menina e me levantava, de noite, para andar de quarto em quarto, pelo instituto. Tinha quase seis anos e ficava andando no escuro, para desafiar o medo e me consolar. Eu não tinha ninguém. Só quando me castigavam é que eu me dava conta de que os adultos existiam. Aí eu fazia um monte de coisas erradas e era castigada sem parar".

Na experiência real, Giovanna havia sido desnudada de tal forma, que não se permitia sentir medo. Em vez disso, tinha desenvolvido um comportamento provocativo, com atitudes de desafio que a afastaram cada vez mais da emoção primária, isto é, do desespero e do ressentimento experimentados com o abandono dos pais e a falta de figuras adultas que lhe servissem de pontos de referência afetivos.

Nesse caso, o *nó* era dado pela repressão da emoção consciente; emoção que, durante as sessões de terapia, emergia como água que brota do solo, tornando-se transparente aos olhos dos outros.

Quando a terapeuta abraça Giovanna, é como se lhe dissesse: "Pode se sentir segura, permita-se a aventura da fantasia sem achar que alguém vai sair prejudicado."

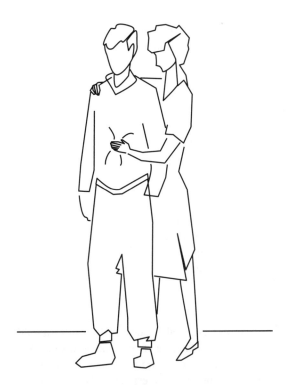

Figura 1.

O contato físico permite a evocação de sensações e imagens reais ou fantasiosas (simbólicas), porque se reporta à primeira experiência de contato e de relação: a que se teve com a mãe.

Essa é uma relação baseada exclusivamente nas necessidades do corpo e no contato físico. Para cada um de nós, a primeira relação é caracterizada pelo "diálogo tônico": segurando-nos nos braços, brincando com nosso corpo, através de seu tônus muscular, os pais nos transmitem tantas informações, num entendimento primitivo, quanto as que já estão presentes nos animais do primeiro nível da escala filogenética, ligada à subcorticalidade, que é a parte primitiva do cérebro.

Não há conceitos ou palavras que possam definir o que chamamos de reação psicológica. É essa a "relação tônica", o encontro de dois corpos que se acham e reconstituem uma cumplicidade implícita, que exclui os outros e o ambiente circundante, tornando as duas pessoas participantes da mesma vida. Dessa fusão se extrai força e vigor, a emoção e a sensação se misturam e se fundem; no contato o calor atinge os limites pessoais, e durante algum tempo dois jardins transformam-se em um único grande prado. A força extraída dessa fusão será o combustível que o indivíduo utilizará para delinear, sempre e cada vez mais, os limites do próprio *eu* e, com isso, as sensações e as emoções se individualizam, assumindo conotações específicas, para depois voltar a se confundir em circunstâncias particulares. Para Giovanna, o fato de ter sido abandonada pelos pais a havia impedido de encher o tanque com esse combustível, e o passar de um orfanato para outro, analogamente a impedia de queixar-se da emoção dilacerante que vivia; assim, quando se tornou adulta, seu corpo começou a queixar-se por ela.

A emoção reduzida a uma sensação, embora proteja a pessoa dos riscos da própria emoção, quando continua por muito tempo torna-se crônica, prejudicando a estrutura física e transformando-se numa doença psicossomática.

Assim, a vulnerabilidade, a suscetibilidade ao outro, a fragilidade do estado do Eu mesmo tornam-se um processo físico.

Por isso, trabalhar com a parte do corpo que está tensa e contraída significa intervir diretamente na emoção bloqueada. Para fazê-lo, recorremos a exercícios físicos, massagens e posturas corporais.

A onda energética: ação vigorosa e repouso profundo

Com suas pesquisas, E. Gelhorn demonstrou como a saúde física e emocional dependem da alternância e reciprocidade dos sistemas simpático e parassimpático, elementos do *sistema nervoso autônomo*.

Sem nos estendermos sobre a especificidade e as implicações desses elementos, recordemos somente que o simpático está ligado à ação e ao consumo de energia, enquanto o parassimpático vincula-se à recuperação energética e às atividades de relaxamento como assistir à televisão, ouvir música, ler etc.

Quando ficamos sentados por muito tempo, lendo ou estudando, é o nosso parassimpático que está ativo. Daí a pouco, sentimos necessidade de levantar, tomar um café, conversar com um colega, esticar as pernas, porque o parassimpático chegou a seu limite de utilização e decresce rapidamente até "ricochetear" no sistema simpático, ativando-o automaticamente e fazendo surgir a necessidade de atividade. O sistema simpático agirá da mesma forma: depois de um período de atividade e energia, ele se reduz espontaneamente até ativar de novo o parassimpático e nos fazer ter a necessidade de repousar.[1]

É assim que funciona a *onda energética*.

As emoções também seguem o ritmo da onda energética, ou seja, nascem, têm um ponto de expressão máxima e decrescem, dando lugar a uma nova emoção.

Como podemos ajudar a emoção a percorrer todo o seu caminho?

Para a emoção "receptiva", a ajuda vem do apoio afetivo e do contato. Dessa forma, a tristeza, o medo, a comoção, o sentimento de perda podem ser extravasados sem causar prejuízo, desde que haja, em volta deles, uma bacia grande o suficiente para recolher o excesso de água.

As emoções "ativas", como a raiva, a alegria, a frustração necessitam de uma ação vigorosa, que as acompanhe em seu caminho.

Assim, quando oferecemos a uma criança que está chorando o consolo e o calor de um abraço, sem impedir que ela chore, essa criança descarrega toda a tensão, a dor, o desprazer, com o conforto do apoio, de tal forma que, terminada a descarga, o pranto se transforma lentamente em riso.

O contato físico e psicológico permite a total expressão da emoção e, em conseqüência, o "ricochete" ao simpático com força e energia.

A dor de tirar uma farpa

O apoio para que se complete a descarga das emoções ativas é a ação vigorosa e total que permite o "ricochete" no parassimpático, com uma vivência de calma e relaxamento. Por exemplo, a criança com quem se zangou injustamente, ou que assistiu a uma briga entre seus pais, submetida depois a um comportamento frio e brusco, sentirá necessidade de expressar sua raiva ou espanto. Pode fazê-lo espontaneamente, quebrando um brinquedo ou praticando uma brincadeira vigorosa, martelando, chutando, desmontando alguma coisa, quebrando tudo. Se consegue extravasar todo seu furor, ficará calma de novo e não conservará raiva nem ressentimento.

A experiência de dor no passado exige uma ação de descarga num contexto de aceitação completa, de tal forma que se possa amortizar a dor. Encerra-se um problema quando a experiência do passado não continua a entrar na consciência para perturbar nossa adaptação à vida cotidiana. É como uma farpa que dói assim que entra em nossa mão, mas à qual nos habituamos lentamente, até não usarmos mais aquela parte ferida e ficarmos com a impressão de que não temos mais nada, que não sentimos dor alguma. Mas se, de repente, tentamos segurar alguma coisa, e a apertamos com força, a dor volta, impedindo-nos de apanhá-la, e fazendo-nos voltar ao papel apenas de espectador: olhamos o objeto e cada vez que tentamos segurá-lo, a dor nos bloqueia.

Assim, imaginando uma farpa debaixo da pele, o trabalho terapêutico consiste em retirar o fragmento doloroso da experiência passada. Dessa forma, protegemos o indivíduo que veio fazer terapia, impelindo-o a viver suas emoções, privilégio e garantia de uma vida intensa e satisfatória.

Nas situações ideais, a onda energética pode seguir seu decurso completo, de modo que cada emoção (raiva, medo, tristeza, alegria) seja vivida integralmente. É assim que aprendemos a navegar entre as ondas, no fluxo da vida, em vez de apenas olharmos as ondas a partir dos rochedos.

Anatomia das emoções

Os três folículos do embrião

No início do desenvolvimento embrionário, logo depois da fecundação, junto com as células originárias do zigoto, nosso corpo se diferencia em três folículos embrionais que, procedendo da parte externa para a interna do embrião, são: o ectoderma, o mesoderma e o endoderma.

Um folículo embrional é um conjunto de células de estrutura igual, que coopera na formação de determinados órgãos e sistemas: a partir do *ectoderma* se desenvolvem o Sistema Nervoso Central (SNC), o Sistema Nervoso Autônomo (SNA) e a pele; do *mesoderma*, o esqueleto, os músculos e o sistema cardiocirculatório; e, finalmente, do *endoderma*, a camada mais interior do embrião, se originam os sistemas gastrintestinal, respiratório e renal.

O equilíbrio do futuro organismo adulto depende da funcionalidade harmônica desses três estratos germinais. Os efeitos de uma boa fecundação estarão evidentes na criança tanto quanto no adulto, pois o ectoderma, o mesoderma e o endoderma são também três aspectos funcionais, além de anatômicos, do ser humano. Podemos, na verdade, associar às camadas embrionárias três atividades psicológicas diversas: o desenvolvimento *cognitivo* (ectoderma), o *motor* (mesoderma) e o *emotivo* pulsional (endoderma).

O tecido endodérmico começa a formar o núcleo do organismo embrionário; sobre o endoderma, aderindo às paredes do útero, o ectoderma estabelece a interação com o tecido da mãe; durante a terceira semana, o mesoderma é gerado espontaneamente como resultado orgânico da interação entre endoderma e ectoderma, lançando assim as bases da particularíssima tridimensionalidade humana. Se não houver estresse prolongado transmitido pelo útero, os três estratos embrionais se desenvolvem de maneira harmônica, interagindo um com o outro e iniciando, em torno da terceira semana, um processo vital mediante o qual o organismo se transforma em um todo.

A vivência das três camadas

Há três tipos de sensação associados a essas camadas celulares:

1. "Uma sensação que ocorre na superfície da pele e que F. Mott denominou de 'sensação fetal superficial'. Ela é experimentada como uma onda de prazer ou de mal-estar em reação a um contato e, portanto, tem uma forma positiva e outra negativa que, em si mesmas, refletem os contatos físicos que a criança experimenta." Essa é a sensação mais estreitamente ligada ao ectoderma.

2. Há as sensações ligadas ao movimento muscular propriamente dito: "os movimentos do feto, os pontapés que a criança dá; o prazer de correr e de pular. Os movimentos coordenados dos atletas e dos esportistas estão cheios de emoção cinestésica". Nossa emoção está, portanto, ligada ao estrato mesodérmico.
3. Finalmente, as sensações que parecem originar-se no centro de nosso corpo e que Boadella define como "umbilicais": "Uma emoção umbilical positiva transmite uma sensação de bem-estar e vitalidade, um agradável calor na boca do estômago. Uma emoção umbilical negativa transmite uma sensação de mal-estar, angústia, desespero; é uma obscura sensação de estar sendo envenenado ou atingido na própria fonte da vida".[2]

Também do ponto de vista da estrutura psíquica, podemos fazer a aproximação com alguns conceitos psicanalíticos. Ao Id corresponde a enorme carga de energia emotiva do endoderma: "O Id, essa reserva de emoções primitivas, corresponde à carga de energia emotiva associada aos sistemas orgânicos profundos do endoderma. Quando a raiva se acumula no intestino e o medo bloqueia o plexo solar, o Id também se sente acuado".[3] Mesoderma e ectoderma, por sua vez, estão ligados a duas funções: motora e perceptiva, do Eu: a pele, por exemplo, se origina no ectoderma. Mais do que um órgão, ela pode ser definida como um conjunto de órgãos. Sua complexidade anatômica, fisiológica e cultural antecipa, no plano orgânico, a complexidade do Eu no plano psíquico".[4]

Na biossistêmica, essas diversas atividades neuropsicológicas são representadas por três forças interiores ou atitudes emotivas que chamamos de *enraizamento*, subdividido, por sua vez, em *interno*, *vertical* e *simbólico*.

As três direções do enraizamento

Usamos o termo *enraizamento* para explicar o conjunto de forças viscerais, psíquicas e musculares subjacentes às posturas de nosso corpo. O enraizamento, ou *grounding*, é um processo muito mais complexo do que estar simplesmente de pé, deitado ou sentado. Boadella o descreve da seguinte maneira: "O recém-nascido descobre muitas maneiras de se enraizar: deita-se na barriga da mãe e se enraiza na parte externa de seu corpo, percebendo os mesmos ritmos e batidas cardíacas que ouvia quando estava dentro do corpo dela. Quando suga o seio, pode-se dizer que está se enraizando na boca, e quando olha para o rosto da mãe, pode-se dizer que se enraiza em seus olhos".[5]

Os músculos envolvidos no enraizamento vertical não são os mesmos utilizados no horizontal, que corresponde à posição inclinada ou deitada do corpo; a percepção que nosso corpo tem dessas posturas e do estado psicológico que as acompanha também é diferente.

Enraizamento vertical: "Eu faço"

No enraizamento vertical, assistimos a um aumento do tônus e da atividade muscular, controlado pelos neurônios do córtex motor. A esse estado neurofisiológico acompanham, no plano puramente psicológico, o comportamento de exploração do ambiente, o de aproximação (*approach*) ou afastamento, os comportamentos agressivos e uma ativação psicomotriz generalizada (*arousal*).

Não nos esqueçamos de que o sentido literal de "agressividade", do latim *aggredi*, é "mover-se em direção a".

A esse propósito, parecem-nos significativas as palavras de Lowen, tiradas de seu livro *Il linguaggio del corpo* (A linguagem do corpo): "O problema da segurança emocional não pode ser separado da questão da segurança física na locomoção. É óbvio que uma casa é tanto mais sólida quanto mais fortes forem os seus alicerces. Só percebemos a debilidade dos alicerces que sustentam algumas estruturas aparentemente fortes do Eu depois de termos examinado as pernas de um ponto de vista dinâmico".

Enraizamento interno: "Eu sinto"

"Comecemos pelas pernas e pelos pés, pois, ainda que eles tenham outras funções, são os alicerces e o suporte da estrutura do Eu. É por intermédio das pernas e dos pés que tomamos contato com a única realidade invariável de nossa vida, a terra ou o solo."[6]

O enraizamento interno ou horizontal compreende as posições: deitada, de bruços e de lado, ou fetal. De um ponto de vista anatômico-funcional, verifica-se, nessas posturas, o envolvimento de vários segmentos musculares, enquanto que do ponto de vista perceptivo-sensorial, a experiência corporal de estar deitado de costas é profundamente diferente de estar na posição ereta ou de lado.

Quando se está deitado de costas, verifica-se um aumento da atenção para os órgãos endodérmicos que, no plano psíquico, correspondem à capacidade imaginativa e aos sentimentos de vulnerabilidade e de receptividade. É a posição ideal para a análise dos próprios sentimentos, em outras palavras, da vivência emotiva. E não é por acaso que ela seja amplamente utilizada pela psicanálise e por todas as técnicas de relaxamento, como o treinamento autógeno, a biorrespiração e a hipnose.

Quando estamos deitados de costas, os sonhos, com os olhos abertos, são estimulados pelo grande campo visual que se abre acima de nós e nos permite observar o céu, as estrelas, as nuvens ou o teto do quarto, no qual as crianças projetam, com freqüência, imagens e desenhos, ou percebem nele o rosto da mãe que as "espia" do alto.

Simbolicamente, estar deitado de costas é a posição da morte, e o solo representa o limite entre a vida e a morte.[7]

Ao enraizamento horizontal pertence também a posição de bruços, que exige o empenho dos músculos dos braços e do pescoço para sustentar a cabeça sobre os antebraços. Nessa posição, a criança aprende a dirigir o olhar para uma distância próxima e a pôr em foco uma parte do mundo. É esse o ponto de partida para o movimento de engatinhar, e também uma fase do desenvolvimento psicomotor na passagem da posição sentada para a ereta. No plano psíquico, essa posição coincide com a consciência de si mesmo, que é a capacidade de se sentir, a tomada de consciência do próprio ser, quando se percebe um núcleo subjetivo, único, dentro do próprio corpo. "A primeira vez que o organismo guia os próprios esquemas musculares para efetuar um enraizamento é a experiência do nascimento, quando o nascituro estende os músculos das pernas e dos pés, em toda a sua extensão, contra uma resistência que se abre lentamente para o mundo exterior."[8]

A posição de lado é a do feto, que permite afastar-se do contato com o mundo exterior e desenvolve uma função de "nutrição" interior, entendida como recarregamento energético. Não é por acaso que muitas pessoas passem, nessa posição, a maior parte do tempo que dormem, pois desse modo estão gerando novas energias.

Enraizamento simbólico: "Eu penso"

Finalmente, o enraizamento simbólico, que se traduz, a nível da postura, por estar sentado, psicologicamente é vivido como a conquista do papel de adulto, menos instintivo e mais atento às exigências do ambiente social.

Se colocamos lado a lado os três principais enraizamentos humanos e os três estratos celulares do embrião, descobrimos que ao enraizamento vertical corresponde o mesoderma; ao enraizamento interno, o endoderma e, ao simbólico, o ectoderma, que se refere às funções simbólicas da linguagem, da lógica e das regras sociais.

Entre os sistemas ectodérmicos, existe uma importante via de comunicação. Trata-se do caminho pele/cérebro, no qual a experiência mental emerge da corporal: "a pele calcula o tempo (não tão bem quanto o ouvido) e o espaço (não tão bem quanto o olho), mas só ela combina as dimensões espacial e temporal; a pele avalia as distâncias sobre a sua superfície com mais precisão do que o ouvido ao avaliar a distância dos sons longínquos".[9]

Os órgãos sensoriais pertencem ao sistema nervoso central. O olho, assim como a pele, por exemplo, se encontra no limite, entre o corpo e o mundo exterior: ele tem a função de mediador, percebe os dados do mundo exterior e os transmite em uma linguagem neurológica para o cérebro, que os elabora por meio de um processo mental delicado e complexo que se origina, uma vez mais, na experiência do corpo.

Na tabela seguinte, são resumidos os conceitos correlatos de folículo embrional, sistema anatômico e função psíquica a ele relacionadas.

Memória corporal

O conceito de corpo imaginário, criado por Kelemann,[10] refere-se ao corpo potencial, o corpo que "poderia ser" se não existissem as tensões musculares ou as posições desarmônicas habituais. Na história de um indivíduo, há diversos incidentes de percurso (acontecimentos traumáticos, situações angustiantes, atmosferas insuportáveis etc.) que criam diversos sinais de desequilíbrio do corpo. A memória contida no corpo merece um lugar de honra na terapia biossistêmica. As memórias humanas são tantas quantos são os nossos canais sensoriais: na verdade, temos memória visual, auditiva, olfativa, gustativa, além da cinestésica. Um toque, um abraço, uma carícia, uma posição de bruços ou deitado de costas podem nos lembrar experiências emotivas vividas durante a nossa infância.

Lake, psiquiatra inglês, nos dá um claro exemplo de como usar essa memória na terapia. Ele faz o paciente deitar-se de costas com uma das mãos na nuca e a outra no rosto; depois, pede-lhe que relaxe e respire profundamente; após um certo tempo, aparecem, involuntariamente, pequenos movimentos de extensão e contração das pernas e dos pés, semelhantes aos do nascimento. A esses movimentos, Boadella deu o nome de *sinuação*, enquanto Winnicott utiliza o termo *reptação*.

Merece ser citada uma experiência terapêutica de Boadella que nos fornece um exemplo concreto do uso da memória do corpo na terapia: "O fato de o paciente pôr-se lentamente de pé (com a ajuda do terapeuta) trouxe à tona a recordação de ser amparado pelo pai quando estava aprendendo a ficar de pé, a perda desse apoio, com a morte do pai, e, em vista disso, a necessidade de assumir, cedo demais, as tensões associadas ao ser adulto".[11] Isso acontece

Arquitetura do corpo e de suas emoções

Folículo embrional	Sistema anatômico	Função psíquica	Enraizamento
Ectoderma	SNC SNA Pele	Logos Memória Relações com o mundo exterior	Simbólico
Mesoderma	Muscular Ósseo Cardiocirculatório	Força Conflito Agressividade	Vertical
Endoderma	Gastrintestinal Endócrino Respiratório	Receptividade Criatividade Relações com o mundo interno (introspecção)	Horizontal interno

porque o nosso corpo passou por fases específicas do desenvolvimento psicomotor às quais correspondem posições e movimentos particulares.

Nas psicoterapias do corpo, chamamos de *grounding* todo o trabalho que se relaciona com a postura (ver a tabela seguinte). Estamos, portanto, diante de um dos momentos mais importantes da terapia.

O enraizamento é uma força interior, um conjunto de elementos, ao mesmo tempo, físicos e mentais. O trabalho com o *grounding*, nas psicoterapias do corpo, é muito importante porque de uma posição particular pode surgir uma imagem (memória visual) ou um som (memória auditiva) ligados a momentos fundamentais da vida de uma pessoa. Na memória humana, não armazenamos apenas acontecimentos reais, mas também vivências emotivas, frutos da imaginação. Podemos nos lembrar de uma fantasia que tínhamos em nossa adolescência, do nome de um nosso amigo imaginário, do rosto de nossa bisavó ou da melodia de uma antiga canção.

O trabalho de *grounding* é, no fundo, uma forma espontânea de ioga e representa os nossos *ásanas** biológicos. Os terapeutas psicocorporais utilizam esse tipo de trabalho para explorar os estágios do desenvolvimento psicomotor que não foram inteiramente vividos, para recuperá-los mediante a terapia. Por exemplo, na terapia para crianças disléxicas, ensina-se a engatinhar porque se parte da hipótese de que, nessa patologia, falte esse tipo de comportamento físico.

As diversas posições de grounding *e a sua função*

Predominância do sistema nervoso autônomo	Tipo de grounding	Funções
Parassimpático	Deitado de costas	Afastamento da realidade imediata Fluxo emocional profundo Contato com a terra
Parassimpático/simpático	De bruços	Concentração em si mesmo Autoproteção
Simpático	De pé	Luta Fuga Ativação
Parassimpático	De lado	Recuperação energética Fantasias antigas

---

*Ásanas: posturas de ioga (N. do E.)

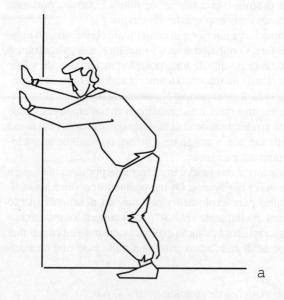
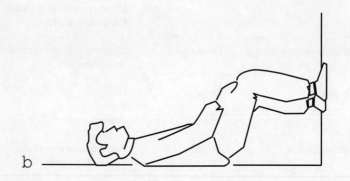

Figura 2.

Um exercício: a parede, nossa amiga

Em posição ereta (*grounding* vertical) empurrar os braços contra a parede; repetir o exercício deitado de costas (*grounding* horizontal), empurrando com os pés (ver Fig. 2, a e b).

A posição ereta é mais ligada ao mesoderma e corresponde ao enraizamento vertical, enquanto a deitada de costas é mais associada ao endoderma e corresponde, nesse caso, ao enraizamento horizontal ou interno.

Nos exercícios contra a parede, a força muscular e a energia psicofísica são experimentadas tanto na posição mesodérmica (ereta) quanto na endodérmica (supina). Podemos também bater com os punhos ou dar chutes na parede, usando, obviamente, uma almofada ou um colchão para proteção. As duas posições (de pé e deitada) e as diversas partes do corpo envolvidas no exercício (mãos e pés) nos conduzem à exploração de situações afetivas com freqüência difíceis: raiva, impotência, medo, determinação, decisão, projeções para o futuro etc.

Assim sabemos que as energias corporais estão intimamente relacionadas à força interior, que se pode traduzir em vontade, coragem, decisão, tenacidade e todas as qualidades que consideramos úteis para que se viva melhor.

Notas bibliográficas

1. BOADELLA, D. e LISS, J. *La psicoterapia del corpo*. Astrolabio, 1986.
2. BOADELLA, D. *Biosintesi*. Astrolabio, 1987, p. 25.
3. *Idem, ibidem*, p. 24.
4. ANZIEU, D. *L'Io pelle*. Borla, 1987, p. 25.
5. BOADELLA, D., *op. cit.*, p. 89.
6. LOWEN, A. *Il linguaggio del corpo*. Feltrinelli.
7. LAPIERRE, A. e AUCOUTURIER, B. *Il corpo e l'inconscio in educazione e terapia*. Armando, 1987.
8. BOADELLA, D., *op. cit.*, p. 91.
9. ANZIEU, D., *op. cit.*, p. 26.
10. *Idem, ibidem*, p. 99.
11. BOADELLA, D., *op. cit.*, p. 96.

2. "SINTO QUE VOCÊ ME SENTE." A EMPATIA

Maurizio Stupiggia

Viver ou olhar?

Há ocasiões em que, ao visitarmos uma igreja, encontramos um cartaz que diz: "Este é um local de culto. Pede-se aos visitantes que observem um comportamento de máximo respeito".

O impacto subjetivo de tais palavras é ambíguo pois, de um lado, elas traduzem uma vaga sensação de ameaça e, de outro, criam a percepção de uma vida que se desenvolve para além do olhar do turista, e à qual não temos acesso senão realmente abandonando a atitude voyeurística que é própria do turista. O enunciado do cartaz poderia, então, significar também o seguinte: "Nós que *vivenciamos* este local somos diferentes de vocês, que apenas o observam".

De fato, é impossível concentrarmo-nos na oração e, ao mesmo tempo, sermos capazes de examinar os efeitos cromáticos de uma pintura. O núcleo íntimo desse local é, portanto, alguma coisa à qual só temos acesso aceitando suas regras e praticando-as: deve-se, pois, *entrar* naquilo que lá ocorre e não apenas observar de fora.

Ter acesso às coisas, ao fluxo vital e de experiência de outras pessoas é o que chamamos *empatia*. A origem de tal termo esclarece-nos o conceito: ela surge, com clareza, em 1866, no âmbito da reflexão estética, em um artigo de Theodor Vischer que descreve o *Hineinfühlen*, ou seja, o *sentir dentro*, como o processo humano de captar o valor simbólico dos objetos. Robert, seu filho, definiu, em seguida, essa capacidade *Einfühlung*, a empatia, como: *a capacidade de sentir dentro de nós o interior daquilo que está fora de nós.*

A estética, nesse caso, antecipa-se à psicologia; e isso pode ser observado também no livro *Abstração e empatia,* de Worringer, publicado em 1907, e que prefigura tanto a concepção junguiana da oposição introversão/extroversão, como o debate contemporâneo sobre a relação entre atitude interpretativa e empática.

Segundo Worringer, na criação ou na fruição de uma obra de arte, dois impulsos distintos, a *abstração* e a *empatia*, desempenham cada um a sua parte. A primeira tendência é aquela presente na atitude artística dos povos primitivos que, sacudidos pelo fluir dos fenômenos do mundo exterior, "eram dominados por uma necessidade imensa de tranqüilidade. O impulso deles era, por assim dizer, o de arrancar o objeto de seu contexto natural, do inapreensível fluir da existência, de libertá-lo de tudo o que nele era dependente da vida, isto é, de toda a arbitrariedade, de torná-lo necessário e inalterável, de aproximá-lo de seu valor absoluto". Podemos, assim, enunciar a seguinte formulação: "quanto *menos* a humanidade conseguiu — graças às próprias faculdades intelectuais — uma relação de familiaridade com os fenômenos do mundo exterior, tanto mais forte é o impulso que a faz aspirar àquela suprema beleza *abstrata*".[1]

A necessidade de um diagnóstico

O impulso de abstração, que não deve ser confundido com a arte abstrata contemporânea é, pois, segundo Worringer, a pulsão fundamental que move o primitivo na criação de suas incisões rupestres e, em nosso âmbito, torna feliz a pessoa que, atormentada por uma dor de cabeça, volta para casa depois de uma consulta médica, com um diagnóstico de enxaqueca e a recomendação de "tranqüilizar-se e não se preocupar tanto". A satisfação desse paciente, e de tantos outros, na verdade, está toda ela na posse da tal palavra *enxaqueca*, mais verdadeira do que a simples, mas misteriosa dor de cabeça, exatamente porque mais abstrata. Seria prejudicial, nesse caso, fazê-lo perceber a tautologia da situação, o fato de a enxaqueca nada mais ser do que dor de cabeça, porque perderíamos o efeito da sugestão mágica da palavra.

Muitos pacientes chegam à primeira consulta terapêutica na expectativa de *dar um nome* àquilo que os atormenta, e de conseguir expeli-lo assim como quando vão ao banheiro: esperam, portanto, uma verdadeira *extração* cirúrgica.

A importância do diagnóstico é exatamente essa: arrancar o fenômeno de sua casualidade, dar-lhe uma aparência objetiva e exterior, e conseguir controlá-lo.

Nesse sentido, paciente e terapeuta cultivam o mesmo sonho, já que ninguém está isento do medo da novidade e da ansiedade diante do desconhecido; o único inconveniente reside no fato de que a terapia só pode ter início quando ambos vencem essa fantasia, decidindo-se a abordar a parte misteriosa do problema. É o *impulso da empatia*, segundo Worringer, que empurra para a identificação com as coisas e os demais seres humanos: este se manifesta quando se consegue, entre o homem e o mundo externo, uma relação de familiaridade e segurança dos sentidos. Podemos dizer que a empatia é a força que nos empurra a *tocar* a vida que existe no próximo, e não apenas a prefigurarmos o esquema de fluxo ou de funcionamento.

Laura

Laura, uma estudante de 23 anos e em terapia havia um ano, chegou à consulta semanal bastante inquieta. "Está me ocorrendo uma coisa horrorosa. Minhas gengivas estão encolhendo... e agora que sei disso, sinto horror de me olhar e não consigo mais sorrir com tranqüilidade. Ontem, o dentista me mandou fazer uma batelada de exames... os resultados ficarão prontos em cerca de uma semana, mas ele diz que pode estar me acontecendo algo sério." Até a mim essa comunicação assustou. Tentei, também eu, mentalmente, como o dentista dela, formular um diagnóstico. Não conseguindo, experimentei uma vaga sensação de impotência. Compreendi que minha tentativa de enquadrar o problema significava também a esperança de livrar-me daquela incômoda sensação.

Depois de obter informações a respeito das hipóteses de tratamento formuladas pelo dentista dela, resolvi abandonar o caminho que ele estava trilhando e, pelo contrário, abordar mais objetivamente o mal-estar de Laura. "Você conseguiria concentrar tanto sua atenção quanto suas sensações somente nas gengivas? Se você conseguir, experimente ir gradualmente criando uma expressão qualquer com a boca, o rosto ou mesmo outras partes do corpo, que a ajude a intensificar a sensação de encolhimento da gengiva."

Laura pôs-se a deformar lábios e bochechas como se quisesse encontrar o que desejava entre as pregas de seu rosto. "É cansativo e difícil porque quase não sinto mais essas gengivas que estão desaparecendo... Talvez se eu fizer isso..." E puxou para cima os lábios, deixando aparecer os dentes que vibravam por causa da tensão que começava nas mandíbulas e se estendia até os músculos do pescoço. Seus olhos se tornaram bem semelhantes aos de um felino e, mãos e braços, inconscientemente, se colocaram em posição bem estranha: ficaram retraídos e contraídos e, ao mesmo tempo, aduncos como o bico de uma ave de rapina.

"Você consegue, nessa posição, emitir um som? Qualquer som serve." Ela começou então, a aspirar, fazendo rumores que acentuavam a impressão de contração e recolhimento corporal. Pedi-lhe que intensificasse o som e o movimento. O barulho transformou-se em sibilo, que parecia provocá-la; continuou a intensificá-lo até o momento em que suas mãos vibraram e os dedos ficaram tão apertados como se fossem garras. O som que aumentava mais e mais interrompeu-se e transformou-se em abafados soluços sem quaisquer lágrimas, o que me deu a impressão de a estar assustando. "Vamos tentar mais um pouco. Mas, não se preocupe", disse-lhe eu. Ajudei-a colocando minha mão sobre seu dorso, para que ela se sentisse sustentada e segura, e ela se permitiu provar uma sensação nova e ruidosa, feita de raiva e dissabor, jamais experimentada antes.

O medo foi se esvaindo e deu lugar a movimentos cada vez mais semelhantes aos de um animal, que parecia uma mistura de tigre e serpente. Esse fluxo de expressões durou ainda alguns minutos até que terminou com um suspiro. Ao final, Laura abandonou-se exausta ao encosto da cadeira, com os olhos abertos e lúcidos e um sorriso que era de sarcasmo. "Estou que não agüento mais!... Não, não por causa do que fizemos nessa sessão... Por causa da situação lá de casa... do meu marido... da mãe dele...

40

especialmente da mãe dele, que não é exatamente a minha mãe! Não sei por que tenho de suportar todas as provocações da minha sogra sem retrucar..." O desabafo demorou bastante, como se fosse um vômito que havia ficado preso durante tanto tempo. Falou da situação difícil por que passava em sua casa. Era a clássica gota que fazia o copo transbordar: um copo repleto de timidez, complexo de inferioridade, sobretudo em relação às demais mulheres, o medo de desagradar e de não encontrar o seu lugar no mundo e o fato de ter de contentar as pessoas calando-se sempre. No final da sessão, Laura disse-me que estava sentindo certo formigamento nos lábios e palato, e que sua boca parecia tão grande quanto a de um cavalo.

"Doutor, o que isso significa?"

Além do caso em si mesmo, é interessante observar a atitude diante do sintoma: não usamos categorias ou classificações *a priori*, mas fomos diretamente ao âmago do problema, levando-o a sério, aceitando-o exatamente como parecia ser. Nada procuramos *fora* dele para explicá-lo, mas simplesmente o ouvimos com uma atenção capaz de ampliá-lo. O que distingue o impulso de abstração do de empatia é exatamente isto: enquanto o primeiro tende a *substituir* o fenômeno que está diante de nós (sintoma, doença etc.), por algo que vem da nossa mente (esquema, conceito etc.), o segundo, pelo contrário, visa enraizar-se no próprio fenômeno, ampliando seu alcance e influência.

Somos dominados pelo primeiro impulso quando nos perguntamos a respeito de alguma de nossas reações descontroladas: *o que isso significa?* "Vomito todas as manhãs assim que me levanto, doutor. O que isso significa?" Temos sempre a esperança de desenterrar o *segredo* desse vômito matutino, como se ele fosse um corpo estranho, como se ficarmos definitivamente livres daquela coisa esquisita dependesse de desmascararmos um diabinho que se esconde dentro dela. Mas essa espécie de filosofia médica baseada na "teoria da conspiração" aos poucos nos afasta da realidade viva e imediata até chegarmos a perguntas paradoxais como a do jovem paciente, ainda não iniciado nas relações sexuais, que quer saber: "Quando estou perto de certas pessoas, em geral mulheres, começo a ter sensações estranhas na barriga e nas pernas, como se fossem choques elétricos; minha cabeça gira e parece que vou desmaiar. O que isso significa?". Bastaria que esse jovem escutasse melhor o que já sente; pelo contrário, o hábito de pensar que haja alguma coisa *por trás* que explique as aparências, às vezes nos afasta da solução: o seu impulso sexual, que tenta vir à tona, não está por trás, nem dentro dos sinais corporais, mas está simplesmente lá, ao alcance da mão, entrelaçado a outros sentimentos. Assim como para Laura, o problema das gengivas não é o último efeito de uma renúncia no terreno existencial, ao espaço que ela deve ter na família; é apenas o aspecto mais evidente dessa renúncia que se materializa com as outras reviravoltas da sua situação. *Ela vai, aos poucos, retirando a si mesma dessa vida que tanto a assusta.* Ela não é desvinculável de seu problema, e é por isso que qualquer tentativa de separá-la de seu sintoma fracassará.

Entrar no problema

Empatia significa entrar *ativa* e totalmente na parte de uma vida que, de outra forma, arrisca ir à deriva como uma barca desamarrada da margem. É uma idéia muito semelhante à que Balint expressou num texto famoso: "Quanto mais longo é o período de observação, mais se tem a impressão de que a doença é uma qualidade do paciente, quase tão característica quanto a forma de sua cabeça, sua estatura ou a cor de seus olhos". É lícito, portanto, nos perguntarmos se "são as pessoas azedas que ficam com úlcera péptica ou se é a úlcera no estômago que torna as pessoas azedas. As crises hepáticas e os cálculos biliares são produtos da amargura de certas pessoas ou elas se tornam amargas por causa de seus ataques de dor?".[2]

Uma pessoa que atravessa um período de depressão não só terá sensações desagradáveis e pensamentos sombrios ou catastróficos, como também tenderá a não se lavar, a descuidar-se de seu aspecto exterior e ficar horrorizada ao olhar-se no espelho. Poderá desconfiar dos próprios amigos ou viver angustiada dentro de casa. Essa pessoa e o seu mundo formarão uma única e inseparável coisa.

Uma mulher veio me consultar porque tinha dores de cabeça contínuas: "Quando essas dores de cabeça me atacam, não entendo mais nada. Tudo me enjoa, fico sem vontade de fazer as coisas... se eu pudesse, mergulharia na insensibilidade. Nessas horas, tudo o que penso fazer me dá nojo. Não agüento mais!". Mas o que a nossa paciente não agüenta mais? A dor de cabeça, a sensação de náusea, ou é parte da sua vida que ela não suporta? Com toda certeza, ela afirma que o que a torna infeliz é a dor de cabeça. Mas o percurso causal é tão linear assim? Ela é infeliz porque tem dor de cabeça ou tem dor de cabeça porque é infeliz?

Suas dores de cabeça diminuíram quando começou a perceber, com clareza, que "o mal-estar com o excesso de compromisso que, às vezes, apoderava-se dela, a fazia entrar num conflito entre a vontade de largar tudo para descansar e o desprezo que sentia por si mesma, por não ser capaz de continuar a trabalhar até terminar os projetos, como todo mundo faz".

"Sinto-me cansada e com o estômago pesado mas não consigo relaxar; por isso, me sobe uma tensão pela espinha que chega até a cabeça." Ela teve de *entrar dentro da sua dor de cabeça*, fazê-la falar e *identificar-se com ela*: finalmente, aquele *corpo estranho* tinha se reconciliado com ela e, assim, se eliminava a distância entre ela e o que nela havia de doloroso.

É claro que, com tais argumentos, não quero de forma alguma negar a importância das teorias abstratas para a compreensão da realidade, pois é somente mediante a criação de abstrações conceituais que o homem pode "pensar" a natureza. Quero, apenas, chamar a atenção para a deformação a que pode levar uma *atitude baseada exclusivamente na abstração*, quando temos de considerar a grande complexidade das nossas próprias manifestações. O risco de dar valor absoluto a um dos dois pólos, a abstração ou a empatia, equivale ao perigo de cair em um dos dois erros da atitude epistemológica contemporânea: um cientificismo exasperado ou um vago misticismo. Porém, é verdade que o uso exclusivo de tal atitude de abstração pode conduzir, no âmbito psicológico, à redução da riqueza do material que o paciente pode explorar na terapia e ao desconhecimento da sua individualidade absoluta e original.

A necessidade do *diagnóstico* compartilhada pelo terapeuta e o paciente é ditada, dessa forma, pelo *temor* diante de um fenômeno desconhecido e pode favorecer uma *cisão* interior no mundo do paciente. Se, por um lado, a definição dada pelo diagnóstico pode diminuir a angústia do paciente, por outro tende a cristalizar a fluidez do problema, aliando-se, assim, num certo sentido, ao princípio do congelamento energético da própria doença.

Atualmente, quase não há mais terapeuta que possua confiança científica no poder dos diagnósticos que são feitos logo no início dos tratamentos de terapia. Em princípio, é impossível dizermos algo de definitivo depois de poucas sessões; também é fato que, no âmbito psicanalítico, seja impossível fazermos, no início de uma terapia, previsões de diagnósticos que se mantenham inalteradas com o decorrer do tratamento. Só o desenrolar da terapia poderá esclarecer, com mais segurança, o tipo de estrutura e de patologia que temos diante de nós, o que vale afirmar que apenas por meio de fatos já esclarecidos é que podemos saber o que realmente ocorreu.

O melhor que temos a fazer é formular uma *hipótese de trabalho* que deverá ser verificada com o decorrer do tempo e que virá a enriquecer-se cada vez mais com novos dados e problemas que tenham de ser resolvidos. De fato, às vezes ocorre que alguns distúrbios que, inicialmente, nos parecem ligados a um conflito edipiano bastante definido, se revelem mais tarde, por meio de nosso trabalho, serem sinais evidentes de distúrbios ainda mais antigos. O atraso sistemático do paciente às sessões, por exemplo, pode ser classificado, à primeira vista, como agressividade contra o terapeuta; num segundo momento, como vergonha da própria "imperfeição".

Assim, há maneiras bem diferentes de nos aproximarmos do outro. Uma atitude passível de reformulações contínuas de uma hipótese inicial nos permite:

1. não trocar o problema concreto do paciente com quem nos deparamos por uma construção mental;
2. que nos coloquemos em posição emotiva vantajosa para entrarmos em empatia com o paciente;
3. poder discutir com ele, se for o caso, esta nossa *hipótese de trabalho*, sem interpretar os desacordos ou perplexidades dele como uma resistência à cura.

Um trabalho contínuo de adaptação

A idéia da *hipótese de trabalho* não é válida só para redimensionar as pretensões do diagnóstico, mas também para entendermos melhor como funciona a empatia em si mesma. Para que obtenhamos um contato de empatia criamos espontaneamente uma imagem que *represente* aquilo que o paciente vai nos contando, exatamente como uma cena de teatro ou de cinema. Diante da afirmação: "Meu marido se mostra frio comigo quando estamos com amigos dele", nós *vemos* mentalmente a cena e, *em nossa fantasia*, nos identificamos exatamente com a postura, o olhar, a emoção daquela senhora: interpretamos realisticamente aquele "trecho". E como no teatro, também a fantasia de identificação possui um tempo de desenvolvimento.

A empatia não é, pois, fruto de uma intuição particular que colhe de forma absoluta a vivência do próximo, mas é trabalho constante de procura e de adaptação das nossas experiências ao material oferecido pelo paciente. Estar em empatia com alguém não é, portanto, o início de um processo, mas, pelo contrário, a conclusão de uma série de tentativas, erros e correções de uma conduta que demonstra como ela é uma *atividade sempre contínua e nunca concluída.*

Gostaria de contar um fato curioso que caracterizou a fase inicial da terapia de um senhor que sempre desabafava comigo as desventuras de sua vida: "Minha vida vai mal e nada vale. Tudo sai errado, parece que os astros estão contra mim!". Ao mesmo tempo, recusava-se a aceitar todas as tentativas que eu fazia no sentido de ajudá-lo a encontrar soluções. De fato, se eu sugeria que ele refletisse também a respeito do lado positivo de alguns problemas, ele desdenhosamente se negava a fazê-lo, dizendo: "Não estou de forma alguma, aqui, para construir ilusões".

Certa ocasião, num concerto de trechos de ópera, consegui entender que eu estava errando com o novo paciente: e não foi aquele famosíssimo trecho *de Madamme Butterfly*, que sempre faz chorar, que me deu a indicação para a terapia, mas o simples fato de eu ter chegado com bastante atraso à ópera e tendo sido obrigado a ficar de pé, esmagado por uma multidão de outros espectadores e metido exatamente atrás de uma pilastra que me impedia de ver tanto o palco quanto os cantores.

Só então pude compreender, com clareza, o que meu paciente queria dizer quando comparava sua vida a "estar eternamente parado por trás de um biombo, além do qual aconteciam cenas de sua vida, interpretadas por atores com os quais ele nunca conseguia se encontrar". Ele se sentia "sempre atrasado", e qualquer tentativa de melhorar sua situação era imediatamente bloqueada por essa culpa.

Foi por causa da descrição de si mesmo, que ele havia feito em sua primeira sessão, que me empenhei, sem me dar conta, a uma disposição de ânimo que achava ser *compreensão empática* mas, pelo contrário, significou exatamente um obstáculo para a nossa relação terapêutica.

Na tentativa de entender o estado de ânimo dele, *identificando-me com suas descrições*, me afundava num estado de resignação e passividade, pensando que deveria, antes de mais nada, ter favorecido a exploração desse estado emotivo ("Parece mesmo impossível sair dessa situação, não parece?") e trabalhando, em seguida, para ajudá-lo a encontrar, gradualmente, o caminho de saída. Mas, naquelas primeiras sessões, todas as minhas tentativas de me comunicar com ele daquele jeito iam por água abaixo quando me respondia secamente e com negativas ("Acabo não entendendo por que fico falando dos meus estados de ânimo") que me traziam sérias dúvidas a respeito da hipótese de trabalho que eu, interiormente, havia formulado. Havia, ainda, um outro dado: a imperceptível mas sempre constante agitação dele, que se opunha às considerações que eu fazia acerca de sua presumida resignação e passividade.

Foi exatamente ali, atrás daquela maldita pilastra, em decorrência do meu atraso ao início da ópera, que me veio à mente a imagem de meu paciente enquanto falava de si: no fundo, naquele instante, compartilhávamos uma situação idêntica em cenário análogo, já que nem mesmo eu conseguia perceber o que acontecia, à minha frente, naquele estrado montado em uma igreja desconsagrada, na qual eu me sentia mais parecido com um deportado que estão levando embora num trem de carga, do que com um freqüentador de concertos.

Entretanto, minha grande surpresa não foi essa superposição de imagens mentais (eu e o paciente), mas o fato de constatar que, em tal situação, eu absolutamente não me sentia passivo e resignado, mas, pelo contrário, terrivelmente agitado, raivoso e enfastiado com tantos e tão desagradáveis contatos físicos com as outras pessoas que eu culpava serem por demais ali ("afinal, por que não ficaram em casa?"), que chegaram antes de mim ("são todos uns desocupados"), e que não mereciam estar ocupando um lugar que caberia a mim ("deveria ser permitida a entrada, aqui, só de pessoas que compreendem bem os espetáculos").

É claro que, na verdade, eu nem podia protestar, uma vez que a culpa do atraso era só minha!

Esse pequeno delírio de agressividade durou pouco dentro de mim, mas foi suficiente para que eu me conscientizasse de como se sentia realmente aquele paciente, a cada dia, como deveriam aborrecê-lo minhas tentativas de associar-me verbalmente a uma presumida renúncia existencial dele e quanto devia estar me odiando quando eu o estimulava a um trabalho corporal através de um contato comigo e de minhas exortações para que ele assumisse determinadas posturas.

Fiquei um tanto envergonhado com a descoberta porque percebi ter trocado aquela disposição emotiva, que definimos como empatia, e que é a base de todo meu trabalho, por uma espécie de compaixão mais ou menos desrespeitosa em relação a ele. Mas o concerto me deu, então, outra leitura dos fatos e, assim, dois dias depois, quando o paciente entrou em meu consultório, dei-me conta de que poderia parar de olhá-lo com tanta preocupação como se quisesse antecipar algum pedido dele. Respirei mais tranqüilamente e tive a sensação de conhecer exatamente como ele se sentia naquele momento; nem mesmo me atirei sobre ele para tirar-lhe algum conteúdo revelador, porque já havia percebido o quanto era desagradável o contato em certas circunstâncias.

Pus-me a ouvi-lo e tive a sensação de que era a primeira vez que realmente prestava atenção ao que me dizia: nesse dia, os relatos em que ele aparecia como vítima me pareceram muito menos do que, como de costume, os de uma pessoa com tendências para ser eterna vítima. Fui percebendo certa impaciência no tom de sua voz e observei, pela primeira vez, como ele apertava os punhos a cada vez que seu discurso abordava os pontos de maior intensidade emotiva. Naquele momento, tudo me pareceu absolutamente óbvio: a lembrança da minha noite naquele concerto e a imagem que os relatos do paciente evocavam se grudavam a mim e se superpunham uma à outra, quase se confundindo. Finalmente, me senti próximo dele, cúmplice em uma mesmíssima desventura que durou, para mim, apenas algumas horas, mas, para ele, estava durando uma vida inteira.

Pude, portanto, prestar mais atenção àqueles punhos que se cerravam a cada emoção e que pareciam conter o segredo do seu estado de ânimo. Fiz com que ele percebesse isso, intrometendo-me em uma de suas pausas verbais e imitando discretamente o movimento de suas mãos, o que o fez suspirar timidamente, denotando, ao mesmo tempo, certo embaraço e prazerosa descoberta. Captei perfeitamente a vergonha que ele sentiu: era a mesma que eu havia experimentado naquela noite, atrás daquela pilastra, ao descobrir, que, até então, nada havia entendido a respeito da situação dele.

Assim, convidei-o a ampliar e repetir o movimento dos punhos, e fiz o mesmo, até que se tornou possível a experiência de envolver os punhos dele com minhas mãos, apertá-los um pouco para oferecer resistência (ver Fig. 3), que lhe permitia acentuar atenção e força para aquela parte de seu corpo. Insisti para que ele não se detivesse e para que se deixasse guiar por aquele movimento e por aquela pulsão, de tal forma que nosso contato transformou-se numa espécie de dança, que ele mesmo comparou ao "bater a cabeça contra um muro". "Parece mesmo que eu vivo atrás de uma parede!" — falou. Nesse momento, ele *se divertia* lutando contra mim, como se eu fosse a tal parede, e eu podia observar que não era, de forma alguma, fraqueza o que ele mostrava tanto nos movimentos quanto na voz. "Obrigado" — disse-me ao final da sessão, depois de um desabafo de palavras e de energia. "Você é a primeira parede que me compreende."

Freud, Kohut e a formação da identidade

A empatia se torna um eixo da psicoterapia a partir da contribuição de dois estudiosos, Rogers e Kohut, que a trataram de formas sensivelmente distintas, uma vez que suas correntes de pensamento eram diferentes.

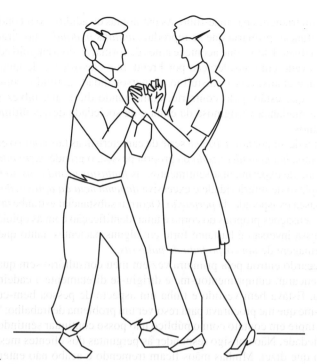

Figura 3.

Rogers[3] a coloca sobretudo como a *atitude* fundamental de cada terapeuta, ao passo que Kohut[4] amplia o alcance da palavra definindo-a como verdadeiro e apropriado *instrumento* da intervenção psicanalítica.

A meu ver, as duas definições caminham juntas: tanto é importante que o terapeuta se transforme, com freqüência, de puro *observador* em *ouvinte* participante durante o seu trabalho, como é importante que, depois, use essa forma especial de *compreensão emotiva* para unir, entre si, as partes desconexas da personalidade do paciente. As definições que os dois autores nos deixam são quase idênticas. Para Rogers é "sentir o mundo mais íntimo dos valores peculiares do cliente como se fosse seu, sem entretanto perder a qualidade do 'como se'"; já Kohut define empatia como *introspecção vicariante*, ou, mais simplesmente, "a tentativa de experimentar, por parte de alguém, a vida interior de outrem, conservando porém a posição de observador imparcial".

Afinal, por que é tão importante o aspecto empático na relação terapêutica? O motivo torna-se evidente quando seguimos as idéias de Kohut, que alarga e modifica o campo problemático estudado por Freud.

Para Freud, o núcleo do mal-estar psíquico está na dinâmica de *conflito* entre pulsões distintas ou entre pulsões e mecanismos de inibição e defesa, um conflito que se desenvolve principalmente dentro de um molde edipiano, isto é, num triângulo pai-mãe-filho. As patologias do adulto são reconduzidas àquela situação primária que se reproduz, *mutatis mutandis*, no "transfert" com o analista. Tudo o que acontece antes da formação do triângulo edipiano não foi levado em consideração por Freud, que classificava de incuráveis, ou seja, não-analisáveis, os distúrbios de personalidade definidos como "narcisistas", que estão, pelo contrário, aumentando dia a dia, talvez porque ligados à mudança vertiginosa da etnia e da sociedade destes últimos cinqüenta anos.

Entende-se por *narcisismo* a série de características tais como o extremo apego a uma *imagem idealizada* da própria pessoa, o grande *vazio interior*, a dificuldade de experimentar sentimentos, as *fantasias grandiosas* ao lado de um complexo de inferioridade e excessiva *dependência da aprovação de outros*, a busca exasperada da *perfeição*. Ocorreu substancial estranheza em relação às sensações próprias do corpo e uma identificação com as opiniões dos outros: essa inversão é bastante forte em alguns pacientes, tanto que tenho deles a imagem de *um corpo feito de palavras*.

Riccardo entrou pela primeira vez em meu consultório sem quase poder me encarar, cumprimentou-me e dirigiu-se diretamente à cadeira mais próxima. Estava bem vestido e tinha um aspecto de pessoa bem-cuidada. Contou-me que me procurava para resolver um problema de trabalho: "Como estou sempre em contato com o público não posso continuar sentindo tamanha ansiedade. Não consigo responder às perguntas dos clientes mesmo sabendo o que dizer. Minhas mãos ficam tremendo e acabo não entendendo nada. Aposto como percebem minha situação penosa, porque me olham com cada olho!... Na verdade, isso nem sempre acontece. Em certas ocasiões, consigo controlar meus gestos. Mas, às vezes, basta um instante de dispersão para que, de novo, eu esteja em crise". Riccardo mostrava claramente sua *necessidade de perfeição*, a atenção aos *olhares e julgamentos das pessoas* e o pouco domínio efetivo de seus próprios recursos, como se não possuísse um *espaço interno*.

Esse tipo de gente é mais facilmente compreendido se agregamos à idéia de conflito a de *carência*, seja da pulsão ("não consigo responder"), seja de um refreamento protetor ("aposto como percebem que..."). De fato, Riccardo se sente como uma garrafa de cristal vazia, quer dizer, com a percepção de que toda a plenitude da existência esteja lá, no mundo, além das fronteiras dele próprio. É o sentido de vazio e de vergonha que lhe provocam tal insegurança, e que sempre o impedem de colocar limites que lhe dêem a possibilidade de distinguir o que está dentro do que está fora, o Eu do não-Eu.

Uma boa empatia materna

É na primeiríssima fase da vida que começam a se formar e a consolidar-se os limites, como resultado de uma boa maternidade. Kohut tem o mérito de ter entrado nesse território e de ter formulado uma boa hipótese a respeito da gênese e do tratamento de distúrbios ligados a essa fase da vida. Ele individualizou a condição de uma formação sólida do Eu da criança a partir de uma *saudável correspondência empática* com a mãe, feita de *espelhamento, apreço, encorajamento, confiança* e *aplausos* pelas primeiras realizações do filho. Esses são os ingredientes para um ambiente caloroso e sensível: o *espelhamento*, isto é, o fazer com a criança as mesmas coisas que ela faz e fixa, tornando estáveis suas próprias representações; o *encorajamento*, principalmente por meio dos gestos do corpo e o calor do olhar, favorece o surgimento de novas e mais fortes pulsões internas; a *confiança* cria fronteiras definidas, porque permite a formação de um espaço interno de segurança; e, enfim, *aplausos* e *demonstrações de apreço* contribuem para aquela sensação de grandeza que é tão necessária à criança.

Quando faltam tais elementos em maior quantidade, o que ocorre é um *cansaço* de viver, um *vazio* interior, um senso de total *fragmentação* diante de erros ou críticas ou, então, uma *raiva infinita* e imodificável no tempo em decorrência de uma ofensa recebida. Esses temas estão presentes, em graus distintos, em cada um de nós: o fato de terem se tornado vivência comum talvez se deva ao tipo de socialização que veio se formando nessas últimas décadas, impelida pelo tecido social que vai se estreitando em núcleos cada vez menores (da família patriarcal à nuclear, ao indivíduo isolado ao solteirão) e que, com isso, evidencia fortemente o problema da *solidão*. A falta de contatos leva ao sentimento de *inutilidade* das próprias ações e, conseqüentemente, a uma sensação interna de fraqueza. Todos se cansam de brincar de "cabra-cega" se, depois de algum tempo, não conseguem pegar ninguém. O interesse pelos grandes movimentos de massa terminou, e cresce a atenção pela intimidade do casal e pelas estratégias de sobrevivência psicológica dos solteiros.

"As neuroses da época precedente, representadas por sentimentos de culpa, angústia, fobia ou obsessão que prostravam o indivíduo não são mais comuns hoje. O que vejo é um número cada vez maior de pessoas que se queixam de depressão: não têm emoções, sentem-se vazias, estão profundamente frustradas e insatisfeitas... *a chave da terapia é a compreensão*. Sem ela, nenhuma abordagem ou técnica terapêutica faz sentido ou é eficiente num nível profundo."[5]

As transformações sociais radicalizaram as questões que o homem tem de enfrentar, colocando-o num estado de *regressão natural* para temas pessoais mais antigos: um fator novo é, justamente, o que poderíamos chamar de *estresse do isolamento*.

A empatia corporal

Há meses, Giuliana se consulta comigo. Cai freqüentemente em depressão e não consegue ter um relacionamento amoroso que a satisfaça; apenas "relações ocasionais" que não a preenchem.

"Estou mal" — diz, um dia, no início da sessão — e começa a contar a série de problemas que lhe aconteceu dois dias antes. Ouço sua história. "Compreendo que o que ocorreu faça você se sentir mal. Mas, o que você está sentindo?" "Estou mal... mal...", responde, um pouco espantada e pedindo com os olhos explicações sobre a minha pergunta. "O que você sente no corpo quando diz que está mal?" A excitação e a angústia que ela demonstrava pouco antes ao contar seus problemas desaparecem imediatamente, deixando lugar à surpresa. "Mas é difícil explicar. Na verdade, não sinto nada. Se me concentro em meu corpo, ele me parece imóvel, como se nada tivesse a ver comigo." Diz essas palavras arregalando os olhos e pondo, automaticamente, a mão sobre o peito. Peço-lhe que deixe a mão onde está: é o primeiro sinal de relação entre as palavras dela e o corpo. Coloco minha mão sobre a sua e a outra em seus ombros, enquanto faço um contato tranqüilizador e convido-a a aumentar bastante a respiração, exatamente no ponto de contato de nossas mãos. "Estou sentindo uma vibração, como uma espécie de tremor no coração." Mal pronuncia tais palavras, começa a chorar baixinho com soluços discretos. "Sinto alguma coisa também na barriga e na garganta. Elas estão apertadas como a passagem de líquido de um relógio de água." "Você quer ficar dentro desse relógio de água?" "Não, não. Quero sair. Sinto-me presa, quero que me vejam." Começa a movimentar o busto bem delicadamente como se quisesse tirar um peso das costas. Eu a ajudo com o meu corpo, criando uma espécie de invólucro que possa reconstituir a sensação de estar "dentro de um relógio de água": em parte, impeço com o meu corpo o seu movimento, em parte o estimulo, repetindo com ela: "Quero sair... sinto-me apertada... quero que me vejam"(esta é sempre uma fase muito delicada do trabalho, porque é nela que entramos na compreensão empática global, corpo-palavra, com o paciente). Giuliana continua a mexer-se e a chorar baixinho e a veia de desespero que demonstrava, de início, transforma-se em comoção. "Sinto-me miúda. Miúda miúda! Uma poeirinha cósmica! Uma poeirinha no meio de tantas outras poeirinhas... isso está me comovendo muito. Estou me sentindo como os outros." A dor de que falava no início foi, finalmente, acolhida por seu corpo, a ponto de transformar-se em comoção que a perturba docemente e lhe devolve vida e movimento (ver Fig. 4).

Giuliana sempre *soube* que estava mal, mas seu corpo nunca *acolheu* essa dor. Sua mãe é uma mulher bastante inteligente, enérgica e eficiente, mas está sempre apressada, é muito crítica e pouco inclinada ao contato físico. "Nunca consegui contar meus problemas para minha mãe."

Quando uma criança não se sente protegida e consolada com palavras ou carícias, mergulha no desespero e na idéia de que a dor que sente é absolutamente *incomunicável*. Não conseguirá sentir o relaxamento da tensão em suas vísceras, perderá contato com o local do mal-estar e, assim, procurará sucessivamente a *explicação* causal para ele, como sua última possibilidade. Giuliana

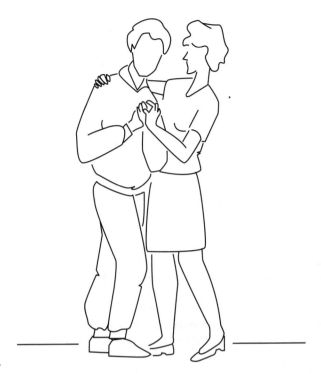

Figura 4.

veio fazer terapia para descobrir *por que* tinha aquelas depressões e nunca havia se perguntado *onde* sentia o mal-estar.

Na terapia biossistêmica, trabalho primeiro com o *onde* do problema e só num segundo tempo com o *por quê*. Isso me permite entrar em empatia direta com o paciente e, principalmente, ajudá-lo a restabelecer o contato empático em si mesmo. Uma criança que sente dor não pede explicações a sua mãe; limita-se a indicar o local da dor, que é sempre em seu corpo, embora um outro corpo ou outras palavras o tenham localizado. Suas sensações corporais se desenvolverão de forma adequada se a mãe conseguir assumir o papel de *contentor empático*: ela "funciona como o contentor efetivo das sensações do lactante e, com sua maturidade, consegue transformar com sucesso a fome em satisfação, a dor em prazer, a solidão em companhia, o medo de morrer em tranqüilidade".[6]

Acordo tônico e ritmo verbal

A empatia, dessa forma, não é somente o compartilhar emoções e idéias, mas também uma harmonia de troca corporal na qual se encontra:
 1. um *acordo tônico no contato*, e
 2. um *ritmo* de voz adequado à circunstância.

Para que se compreenda o significado do primeiro requisito, há um exercício que faço em situações particulares com meus pacientes e que pode ser feito com outra pessoa. Cada um de nós levanta a mão com a palma em direção ao outro; grudamos nossas palmas e começamos a brincadeira comprimindo-as de leve, porém sem qualquer regra fixa e sem deixar que as duas mãos se descolem. Após alguns momentos, ocorre que até as pessoas mais céticas tomem gosto: e quanto mais empurramos a mão de encontro à outra, mais se aceleram nossas respirações e mais aumenta nossa vitalidade. De repente, empurro de tal forma a mão do paciente que ela fica amassada contra seu peito, ou interrompo de improviso o contato, afastando para trás a minha mão, de tal forma que ele se sinta no vazio e sem amparo. São as duas polaridades errôneas do contato: invasão e peso de um lado, ausência e debilidade de outro. São duas formas de carência em relação à necessidade de presença, doçura e estímulo que existe na criança, que continua a existir em cada um de nós durante a vida adulta e que encontramos no paciente diante de seu terapeuta. Significam, ainda, as possíveis raízes de dois tipos de educação baseada no autoritarismo e na frustração, ou o sentimento de vergonha e a tendência a aparecer como vítima.

O outro aspecto importante para uma boa empatia corporal é o *ritmo* da voz e da linguagem. Até mesmo na fala do nosso dia-a-dia encontramos expressa tal concessão, pois quando sentimos que o outro se comunica de forma próxima e íntima, dizemos que suas palavras nos "tocaram".

As palavras são objeto de troca, e sua importância reside também no fato de a criança sentir necessidade não apenas de receber, mas também de dar. Dos catorze aos dezoito meses, a relação da criança com um adulto é sempre intermediada por uma *doação*, e se o adulto não aprecia esse presente não consegue relacionar-se com a criança. "Dar significa desejar ser recebido, ser aceito simbolicamente no espaço do outro, no lugar do outro" (Lapierre-Aucouturier).[7]

Por esse motivo, consideramos *invasoras* certas pessoas que nos enchem de presentes, ainda que se autodefinam como *generosas.* Enfim, o ritmo de troca verbal é importantíssimo. Os pais podem dar uma contribuição insuficiente ao diálogo por meio de, pelo menos, três comportamentos: 1. exagero, 2. interrupção, 3. dissonância.

1. Uma mãe que fica falando continuamente sem deixar espaço ao filho provoca, assim, um efeito de *invasão* e dilaceramento dos limites.
2. Interromper ações e vocalizações do filho, de forma brusca e prematura, cria uma *incapacidade de concluir* pensamentos e projetos, e despedaça dolorosamente as correntes internas de pulsão.
3. Dizer uma coisa gentil de forma indiferente, ou falar olhando para os lados provoca uma considerável base para a *ansiedade.*

Nas terapias essas três falhas também costumam ocorrer. É importante que um terapeuta saiba acompanhar a organização do discurso do paciente e a sonoridade material, além do significado. A capacidade empática do terapeuta se mostra também quando ele usa a própria voz como um instrumento musical, que deve estar ao lado de um outro, numa espécie de "Jam session" proveitosa.

Eco, ressonância, palavra-chave

O que atinge um terapeuta psicocorporal em relação à linguagem é que as palavras com que trabalha são mais "sujas", no sentido de que são contaminadas pelos movimentos da coluna vertebral, pela contração dos músculos toráxicos, pela ânsia de respirar após o esforço, pelo mergulho num estado de relaxamento etc. Surge à tona, então, aquela parte da linguagem distinta da verdadeira e própria simbologia que, pelo contrário, podemos chamar de *expressão*.

A expressão vocal é condição fundamental para que a criança vá, gradativamente, ingressando no mundo: emitirá os primeiros sons que voltarão a ela iguais ou transformados pelo eco da mãe, e que significarão sua nova forma de "tocar" os limites daquele universo que continua a se expandir.

Vemos que uma criança, mesmo já de alguma idade, colocada num quarto vazio e desconhecido, terá a tendência de preencher o espaço com a voz, quem sabe, para aplacar a ansiedade interna proveniente do vazio, e seguramente para explorar o território que o aparato tátil-cinestésico torna amplo demais. A voz torna-se, assim, o prolongamento dos próprios membros e ajuda a criança a estruturar um território de contenção mais vasto que o precedente: se quiséssemos desenhar um mapa das várias fronteiras territoriais, deveríamos colocar em primeiro lugar os contentores *tátil* e *olfativo* e, somente num segundo momento, o *sonoro* e o *visual*. O *simbólico* viria ao final. Como vemos, a instância simbólica é aquela que fica mais longe do ponto de partida da exploração da criança; sua linguagem é feita, ainda, muito mais por meio do corpo do que por símbolos.

A partir de agora, já podemos concluir algo acerca da questão inicial: podemos dizer que, onde o corpo prevalece:

1. a linguagem tende a possuir características *mais expressivas do que simbólicas*;
2. é importante o momento da *comunicação* em relação ao que se sucede, o da significação e, enfim, que
3. a expressão vocal representa um dos contentores de experiência para a criança.

Quando nos encontramos trabalhando com o corpo em nosso *setting*, nossa linguagem deverá adaptar-se à situação, acentuando-se a *função ex-*

pressiva. Vale dizer que, diante de um paciente que está batendo e berrando contra um travesseiro, não deveremos logo falar: "Quem sabe você esteja se vingando de alguém", mas, sim, usar a voz como *eco* da dele, ou como *reforço*, se percebermos dificuldades, ou, ainda, como *espelhamento*, se ele se mostrar absolutamente inconsciente em respeito à qualidade.

Trabalharemos, então, sobre a *transformação orgânica* daquilo que ele nos comunica, procurando fazer *ressoar* e *ampliar* os sons, palavras e frases:

1. *ressoar* para constituir um contentor empático, e
2. *ampliar* para permitir-lhe alargar as fronteiras de seu contentor-mundo.

Apenas em um segundo momento daremos atenção à parte cognitiva do processo e, se o paciente ainda não chegou lá sozinho, iremos eliciar a vivência desse momento com uma situação de vida do presente ou do passado. Portanto, é difícil que, a essa altura, depois de ter trabalhado intensamente com o corpo, possamos ter uma construção sintática ordenada de palavras; o que vamos ter, em vez disso, serão frases ainda truncadas, desconexas e, principalmente, um uso mais *"performático"* do que *narrativo* do discurso. Ou seja, o paciente falará usando *slogans*, xingamentos, metáforas, pedidos, declarações etc.

Tudo isso pode querer dizer que o uso normal que fazemos da língua, no qual *contamos* o mundo, sozinhos ou em companhia de outros, está bem distante das funções corporais e mais próximo do reino das idéias e dos símbolos.

Gabriel

Gabriel vem ao grupo pela primeira vez. Depois de alguns instantes de constrangimento, decide falar de si mesmo: "Sinto-me inútil. Sempre cansado. Às vezes, acho que nada vale a pena. O mundo está pertinho da catástrofe e ninguém liga. Aliás, ninguém faz o menor esforço para nada".

É muito difícil entrar em seu discurso porque ele conserva uma lógica cerrada, feita de lugares-comuns e tautologia, e quando peço esclarecimentos ou sugiro afirmações positivas, tenho a sensação de ter jogado uma gota de água num mar de tinta. Decido, portanto, passar diretamente ao trabalho corporal. Proponho que ela fique no centro da sala, com o grupo em círculo, bem distante dele, e que faça qualquer tipo de movimento. Daí a alguns instantes, ele responde que acha essas coisas ainda mais inúteis do que as outras e eu lhe digo que deve continuar e mergulhar nessa desagradável sensação de inutilidade. Ele tenta uma dessas frases típicas de lamentação quando o aconselho a fechar os olhos e continuar o trabalho. Nesse momento, faço com que o círculo do grupo se feche de tal forma, com movimentos lentos e descontínuos que acentuam ainda mais suas tensões musculares, que ele acaba por encostar as mãos no corpo de alguém.

Ocorre um instante de leve choque, a paralisação do movimento e também de suas frases circulares. "Você pode não falar, se não quiser" — digo-lhe — "e usar o corpo e todos os sons que desejar." No início, solta uma gargalhada, retira as mãos, mas, de qualquer modo, tenta encontrar a "representatividade" da situação fazendo gestos caricaturais até que, a certa altura, lhe escapa um gesto de impaciência, de enfado por causa dos contatos: empurra com a mão uma pessoa e arqueja intensamente. Recebo tal reação como o *primeiro sinal de expressividade* e logo, então, trato de ampliá-lo propondo-lhe que o refaça e torne a fazê-lo, aumentando sempre mais e concomitantemente a intensidade do movimento e da voz.

As outras pessoas do grupo, habituadas a essa modalidade de trabalho, funcionam exatamente como um contentor elástico, com um pouco de resistência e certo grau de acolhida. Esse modo de trabalhar com o grupo tem alguma afinidade com o método zaslowiano de *instrusão* e *consolo* usado na terapia do autismo: o grupo funciona aqui como um grande corpo que provoca e contém, que estimula e acolhe. Aqui se desencadeia o trabalho de *eco* e *ressonância* que o grupo faz diante dos sons e movimentos de quem está ao centro; e isso cria um reforço ao processo e diminui o constrangimento que se pode experimentar ao se fazer coisas inusitadas, sem sentido e repetidamente, exatamente como uma criança autista. Gabriel empurra mais e mais porque cada vez mais o grupo o contraria: aí esse jogo-exercício força-o, inconscientemente, a transformar o seu *roteiro de inutilidades*, na medida em que ele está se empenhando em um objetivo (vencer a resistência dos outros); *está, portanto, trabalhando com uma finalidade determinada.*

Quando me dou conta de que existe uma boa onda energética de movimento, convido Gabriel a verbalizar o que lhe vem à mente naquele momento. "Que saco!" — começa a dizer — "estou ficando cheio! Vocês bem que podiam me deixar respirar. Não quero *intrusos*. Vocês podiam ir embora!!... Parecem um bando de *loucos!*" "Quem é *louco* ou *intruso* na sua vida?", pergunto, tentando entrar em ressonância com seu tom.
Instante de pausa, com espanto. "São tantos os intrusos!... meu sócio!... até minha mulher... algumas vezes."
Pelo tom de sua voz, tenho a intuição de que a emoção maior, nesse momento, está ligada à idéia de "seu sócio" e, portanto, continuo o diálogo sobre o tema, buscando fazer com as palavras algo semelhante àquilo que o grupo faz com o corpo: uma parte de provocação e uma parte de contenção e de escuta dos problemas que, pouco a pouco, saem para fora.

O fato peculiar do prosseguimento do trabalho é que, a cada vez que Gabriel encontra *uma palavra ou uma frase curta* que o atinja particularmente, seu movimento de conjunto (corpo, voz, olhar etc.) se intensifica, de improviso, e ele se compraz em repetir a *palavra-chave* duas ou três vezes para não deixar perder o estímulo. *Algumas palavras dão forma a sua pulsão, um contentor para que ele possa expressar essa pulsão e, sobretudo, reconhecê-la*; da mesma forma que um astrônomo tem necessidade de uma luneta para observar uma estrela.

Finalmente, exausto após o imaginário conflito verbal com seu sócio, faço-o distender-se em confortável contato com o grupo. Nessa nova posição, seu discurso mudou ainda uma vez: o tom era mais baixo, as palavras mais íntimas e mais orientadas para si mesmo, muita tristeza, mas não aquela sensação inicial de inutilidade e, em seguida, uma espécie de compaixão e cumplicidade.

Depois, gradualmente, retorna à sua costumeira verve discursiva, com maior calor e menor indiferença emotiva.

Faço eu ou faz você?

Fazer juntamente com o paciente uma parte de seu trabalho (movimento, voz etc.) nos permite entrar diretamente na experiência, vivendo-a de maneira mais completa, não apenas observando-a do exterior.

O tipo de participação do terapeuta é um aspecto peculiar para cada terapia: cada escola possui as próprias idéias a esse respeito e segue um esquema particular.

A regra fundamental da psicanálise tradicional é que o paciente deve agir em primeiro lugar, mediante livre associação, e o terapeuta intervindo com suas interpretações. Embora a situação, da psicanálise contemporânea seja muito variada e conflituosa, parece-me que esse dado permanece constante em todos os seus expoentes. O mesmo vale para muitos outros psicoterapeutas desligados de uma ortodoxia precisa; um deles, Sheldon Kopp, diz que: "O paciente vai entrando e se atira em minha direção, numa tentativa desesperada de que eu vá me arrastando na fantasia e deva tratar dele. Eu me afasto e o paciente cai por terra, confuso e desiludido. Aí tem a oportunidade de levantar-se e tentar coisa diferente. Se sou hábil o suficiente nesse judô psicoterapêutico, e se o paciente é bastante corajoso e tenaz, poderá aprender a tornar-se curioso em relação a si mesmo".[8]

Um judô análogo foi usado também pelos terapeutas da gestalt quando declararam a seus pacientes: "Não posso ajudá-lo. Estarei com você. Você é quem vai fazer o que considerar necessário."[9] Quem trabalha com a gestalt se mostra bem atento no sentido de fazer respeitar as fronteiras recíprocas, a não se deixar "manipular" pelo cliente, a não confundir os deveres dos dois participantes para que não ocorra um conluio. Porém, o gestalt-terapeuta não é tãosomente um observador atento e ciente, ele também interage: "faz parte do ambiente e do trabalho do paciente; funciona como catalisador para criar uma série de situações, continuamente envolvido na missão de encontrar 'novos espaços' e move-se com o fluxo e as mudanças do paciente, para criar uma situação que facilite o seu desenvolvimento".

A gestalt não olha para as pessoas como se fossem "estruturas psíquicas", mas como "organismos" e, como conseqüência, concebe o *terapeuta como o ambiente onde devem viver esses organismos*. Organismo e ambiente são entidades que não se separam *in natura*, e o método da gestalt é o de permanecer constantemente *ciente de estar em relação*.

Considero ótima essa abordagem e relevante o fato de logo que a atenção passe da mente ao organismo, a atitude do terapeuta mude: torna-se mais *ativo e participante*. Fritz Perls tornou-se famoso por seu jeito forte e incisivo de trabalhar, a ponto de chamar "cadeira quente" o lugar onde o paciente costuma sentar-se. Porém também acho que essa metodologia pode ser enriquecida, exatamente do ponto de vista empático: é verdade que Perls afirmava que cada parte do sonho somos nós mesmos e que em cada ser do mundo exterior há um pedaço de nós (princípio de identificação empática), mas é verdade também que a gestalt trabalha primordialmente na atitude de *complementariedade* e não de *identificação* em relação ao paciente. Existe uma constante atenção para que jamais se percam de vista os limites entre os dois participantes e, portanto, uma preocupação sistemática com uma autonomia e independência do paciente; o terapeuta está sempre relacionado com aquilo que acontece ao paciente, mas é sempre absolutamente distinto dele.

Em nosso trabalho psicocorporal, quando o contato se torna mais profundo e mais íntimo, o espectro da ação terapêutica se amplia: pode ser que venha à tona a parte do eu ligada aos primeiros anos de vida; o contato corporal pode trazer à consciência e aos sentidos algumas coisas vividas tanto tempo antes que são incomunicáveis pela palavra e que admitem unicamente, como resposta, uma ressonância empática. São momentos de *fusão* e *dependência*, em que cada chamada à responsabilidade de adulto soaria descabida e desagregante; ocorre, pelo contrário, a procura de participação e espelhamento, e a melhor maneira de entrar nessa ressonância com o paciente é, exatamente, o *fazer junto* dele aqueles tremores respiratórios, aqueles movimentos repetitivos com o corpo ou aqueles sons provenientes das vísceras.

Pode ocorrer, por exemplo, que depois de longo trabalho de ativação total do corpo, um paciente concentre sua atenção nas sensações da cabeça e se "descubra" fazendo sons agudos, mais ou menos sibilantes, muito semelhantes ao grito de uma serpente. Tal metamorfose é irracional, e essa espécie de casamento com um animal tão pouco apreciado pode assustá-lo ou aborrecê-lo: será necessário que o terapeuta se una a ele nessa "dança", de tal forma a permitir-lhe viver aquele estado orgânico bastante antigo, ligado provavelmente ao arrastar-se pelo chão ou até mesmo aos sentimentos de recusa e nojo que aquela criança guardou dentro dela, ao sentir o impacto com o ambiente materno.

Por isso, o *fazer junto*, isto é, o acompanhar o paciente em sua viagem é tão importante quanto Virgílio foi necessário a Dante por sua exploração do inferno: somente desta forma o paciente consegue atravessar alguns círculos do próprio inferno pessoal para sair fortificado.

Notas bibliográficas

1. WORRINGER, W. *Astrazione ed empatia*. Einaudi, 1975, pp. 37-8.
2. BALINT, M. *Medico, paziente e malattia*. Feltrinelli, 1961, pp. 302-3.
3. ROGERS, C. *La terapia centrata sul cliente*. Martinelli, 1970.
4. KOHUT, H. *Narcisismo e analisi del Sé*. Boringhieri, 1976.
5. LOWEN, A. *Il narcisismo*. Feltrinelli. 1985, pp. 10-1.
6. GRINBERG, L. *Introduzione al pensiero di Bion*. Armando, 1983, p. 64.
7. LAPIERRE, A. e AUCOUTURIER, B. *Il corpo e l'inconscio in educazione e terapia*. Armando, 1982, p. 47.
8. KOPP, S. *Se incontri il Buddha per strada uccidilo*. Astrolabio, 1975, p. 11.
9. PERLS, F. e BAUMGARDNER, P. *L'eredità di Perls*. Astrolabio, 1983, p. 31.

3. O PROCESSO TERAPÊUTICO.
REVIVER O ESTRESSE E RESPONDER ADEQUADAMENTE

Giorgio Giorgi

É fundamental, em todas as psicoterapias, que o paciente possa reviver, em condições bastante seguras, as situações de estresse da vida passada ou da atual, para que se sinta mais consciente. Da consciência e através do apoio do terapeuta resulta maior capacidade para que ele enfrente de novo seus problemas e os resolva de forma favorável.

Neste capítulo, tentaremos sintetizar as cinco fases do processo biossistêmico.

Premissas teóricas

Em princípio, é necessário deixar claro que nosso modelo teórico deriva da integração de dois modelos neurofisiológicos: o de H. Laborit que prevê um Sistema de Inibição da Ação (SIA) e um Sistema de Ativação da Ação (SAA), no sistema límbico; e o de E. Gellhorn, baseado no princípio de reciprocidade do funcionamento no Sistema Nervoso Autônomo (SNA) de seus dois subsistemas, o Sistema Nervoso Simpático (SNS) e o Sistema Nervoso Parassimpático (SNPs), a nível do hipotálamo.

Sistema nervoso autônomo

O sistema nervoso vegetativo ou autônomo (SNA) dirige, regula e coordena as diversas funções que servem à conservação da vida (circulação sangüínea, respiração, digestão, atividade sexual etc.). Como já dissemos, ele é subdividido em dois subsistemas: simpático e parassimpático.

Os centros do sistema nervoso simpático ficam longe de seus órgãosalvo, mas conectados intimamente um ao outro de modo a garantir uma ativação sólida de todo o sistema para fornecer uma resposta rápida e generalizada do organismo frente ao estresse. Os do parassimpático, pelo contrário, ficam próximos aos órgãos-alvo e distantes um do outro. Essa distribuição favorece um controle mais preciso das várias funções, também através de mecanismos diretos de *feedback* (retroação) por parte desses mesmos órgãos. O SNA funciona predominantemente de forma automática, sem a intervenção direta da consciência, porém, estando unido aos centros superiores do diencéfalo e do neoencéfalo, garante a conexão entre os processos somáticos (do corpo) e a vida psíquica, tanto a emotiva como a cognitiva. Assim, as necessidades orgânicas como a sede, a fome, a sexualidade etc. podem tornar-se conscientes e levar a comportamentos que tendem à sua satisfação (como, por exemplo, a busca de comida).

Ambos os subsistemas desenvolvem uma ação *antagonista* sobre vários órgãos e aparelhos. O simpático determina, por exemplo, um aumento da freqüência dos batimentos cardíacos e da pressão sangüínea, um maior fluxo de sangue aos músculos voluntários (estriados), um aumento da sudorese; promove a liberação dos hormônios do estresse (adrenalina, noradrenalina, corticosteróides); estimula os processos catabólicos (ruptura das grandes moléculas para liberar energia); determina um aumento da glicemia; diminui, pelo contrário, a secreção das enzimas da digestão e a motricidade do aparelho digestivo; reduz o fluxo de sangue aos órgãos abdominais e à pele. O parassimpático induz, nos mesmos aparelhos, um efeito exatamente oposto: diminui a pressão sangüínea e a freqüência dos batimentos cardíacos; aumenta a secreção das enzimas digestivas, a motricidade intestinal e a irrigação sangüínea dos órgãos pélvico-abdominais.

Dessa forma, enquanto o simpático prepara o organismo para a ação com dispersão de energia (por exemplo, ataque ou fuga diante de uma ameaça), o parassimpático responde pelas funções tendentes ao descanso e à recuperação de energia (por exemplo, sono, alimentação etc.). As condições ideais para o funcionamento do organismo ocorrem quando, à ativação de um dos dois subsistemas corresponde uma diminuição do outro; em outras palavras, simpático e parassimpático funcionam de maneira recíproca.

Gellhorn afirma, além disso, que também o aumento do tônus muscular voluntário está associado ao simpático: esse efeito é a base de muitas técnicas usadas em terapia (por exemplo, exercícios de ativação para desbloquear nós emotivos). Um outro elemento confirmado pela experiência psicoterapêutica é a rapidez com a qual, comumente, ocorre a mudança de um subsistema por outro, o que garante ao organismo uma resposta rápida diante de situações inesperadas (por exemplo, acordamos imediatamente diante de um perigo que surge de forma imprevista). As condições patológicas se realizam quando acontece uma ruptura da relação de reciprocidade e surge uma *relação de aditividade*.

Sistema de ativação e de inibição da ação

No que se refere ao SIA e ao SAA, descreveremos aqui o esquema que esteve na base das pesquisas que levaram Laborit à definição de seu modelo neurofisiológico de *reação* ao estresse. Foi construída uma gaiola com dois compartimentos separados por uma portinhola. Pelo piso da gaiola é possível fazer passar corrente elétrica. Na gaiola há, ainda, dois sinais: um luminoso e um sonoro que são ativados quatro segundos antes que a corrente passe. Quando o animal da experiência, o rato, passa de um compartimento ao outro, a corrente se interrompe; depois de certo tempo, ela passará também para o segundo compartimento. Para evitar o choque, o animal deve retornar ao segundo compartimento e, assim, seguidamente, por sete minutos a cada dia. Depois de breve espaço de tempo, o rato aprende a se mover de um compartimento ao outro, antes que a corrente passe pelo trecho do piso onde ele se encontra.

Nessa *fuga ativa*, o rato não acusa perda de peso, aumento da pressão sangüínea nem mesmo aumento de cortisona plasmática (hormônio do estresse). Mesmo depois de uma semana de experiências diárias, ele não apresenta sinais orgânicos de estresse. Se, no entanto, a portinhola fica fechada, o bichinho se agita; ao perceber que não pode mais fugir, se enrosca como uma bola e não se mexe mais. No fim da semana, percebemos nele um grave estado patológico, com alterações de todos os parâmetros descritos.

Ter aprendido a ineficácia da ação de fuga é a causa de tais alterações, como é demonstrado pelo fato de que se o animal, depois de cada experiência diária, é submetido a um tratamento (choque elétrico) que impede a memorização de tudo o que aconteceu, no final da semana, seu estado de saúde é normal.

Além disso, é provado que se o animal for mantido em prolongado estado de inibição, não se aproveita mais da portinhola deixada aberta numa segunda etapa, mas continua a refugiar-se em sua própria passividade. Isso nos faz compreender melhor certas formas depressivas no ser humano.

Outros pesquisadores (Olds e Milner) descobriram, a nível dos centros cerebrais, dois caminhos neuronais que ligam o cérebro das pulsões, da memória e da afetividade (diencéfalo) àquele das capacidades associativas (córtex cerebral). O *medial forebrain bundle* (Mfb) (feixe prosencefálico mediano) é denominado, também, feixe da recompensa, porque seu estímulo produz evidente prazer ao animal do experimento. De fato, ele continua a abaixar a alavanca que comanda o estímulo, repetindo a estratégia do ato gratificante. O *periventricular system* (Pvs) (folículo longitudinal dorsal) é, pelo contrário, incumbido da punição. Sua estimulação provoca tentativas de fuga e agressividade do animal que aprende logo a não repetir o gesto que causou o estímulo. Quando, no ambiente, criam-se condições que o empurrem a agir para obter certa recompensa (por exemplo, a procura pela comida), mas a memória de experiências anteriores ensinou-lhe que, se ele seguir sua pulsão, será vítima de uma punição, o SIA entra em antagonismo com o SAA e desenvolve-se um estado de agitação que lembra a *angústia*. Com a repetição prolongada da experiência, o SIA torna-se dominante, obtém-se um estado de passividade e inércia motora que lembram os *estados depressivos*.

Laborit, além disso, colocou em evidência o fato de que, quando o animal é ativo, vem à tona a *adrenalina* que, posteriormente, lhe facilita a ação; pelo contrário, a *noradrenalina* e o *cortisolo* são produzidos quando o animal se encontra em estado de inibição. Esses dois hormônios agem, ainda, com um mecanismo de *feedback* (retroação), reforçando o SIA. Resulta daí um *círculo vicioso* que tende a automanter-se, mesmo quando as condições externas estão mudadas e permitiriam uma ação gratificante.

Da integração dos modelos de Laborit e Gellhorn deriva a nossa hipótese de que a inibição prolongada de uma ação destrua a alternância normal e fisiológica de fases com predominância ora simpática, ora parassimpática. Poderíamos nos perguntar como é que os mecanismos de seleção natural, próprios da evolução de cada espécie animal, têm permitido o desenvolvimento de um sistema central de controle que desencadeie tais inconvenientes. Devemos pensar em condições primitivas da existência, para entendermos a sua vital utilidade. A lebre que ouve um ruído no prado pára imediatamente (SIA) para avaliar a proveniência e a natureza de um possível perigo e, ainda, como fugir dele; depois, resolve aquietar-se, mover-se lentamente, ou mesmo fugir, correndo da maneira mais veloz possível. Da mesma forma, o homem primitivo, ao perceber na floresta a presença de um animal, conseguiria sair-se bem melhor da situação se se imobilizasse, por alguns instantes, para avaliar as várias possibilidades de ação (por exemplo, caçar ou fugir para não ser caçado).

Na sociedade moderna, a complexidade das situações de relação e a limitação dos espaços físicos freqüentemente tornam inviáveis ações enérgicas e bem definidas, mesmo após uma verificação atenta da situação. Assim, o SIA deve, na maioria das vezes, continuar a funcionar de forma crônica, e o simpático e o parassimpático se ativam concomitantemente. Dessa maneira, podem-se criar alterações, num primeiro tempo, somente funcionais (por exemplo, distúrbios digestivos, aumentos irregulares da pressão sangüínea, isquemia cardíaca passageira etc.) e, num segundo tempo, alterações também anatômico-estruturais dos órgãos submetidos a seu controle (por exemplo, úlcera gástrica, rigidez das paredes arteriais, infartos do miocárdio etc.). É dessa forma que surgem as várias *patologias psicossomáticas*.

Se, ao contrário, o efeito predominante da situação problemática se explica a nível dos centros superiores do córtex cerebral e do diencéfalo, podem ocorrer aqueles comportamentos e emoções negativas que caracterizam as várias patologias psicológicas (neuroses de ansiedade, de fobia, de mania, de depressão etc.). Em outras palavras, pode ocorrer que a nossa unidade psicossomática se encontre, freqüentemente, em condições semelhantes àquela criada por um motorista inexperiente que, em condições caóticas de tráfego, não sabendo como agir, tanto freia como acelera seu automóvel.

Etapas do processo terapêutico

1. *Empatia (em* = in; *pathos* = sentimento). Sentir exatamente o interior do paciente, identificando-se com ele; sentir as emoções que o dominam constitui o momento de contato preliminar e a base de todo o trabalho subseqüente, constituído pelas outras quatro fases. Esse momento de *insight* positivo por parte do terapeuta, livre da ótica da análise e do juízo psicodinâmico, permite ao próprio paciente entrar em contato mais íntimo e emotivamente mais intenso com o seu próprio problema, fazendo com que ocorra uma definição mais rápida.

2. *Intensificação.* As perguntas abertas, a lembrança de imagens dolorosas ou de frases carregadas de vivências emotivas são alguns dos instrumentos pelos quais o paciente abandona o nível de consciência comum, para entrar em níveis de consciência mais profundos. Esse estado de consciência que focaliza o mundo interior pode ser posteriormente intensificado mediante exercícios (respiração profunda, posições de *grounding*, ampliação dos gestos, massagens etc.) que mobilizam as funções neurobioquímicas envolvidas nos processos emotivos.

3. *Aprofundamento.* É o ponto culminante da fase anterior. Tremor, palidez ou rubor, ações automáticas de defesa ou de ataque, choro e gritos são algumas das manifestações somáticas da integridade mente-corpo, reconstituída no "aqui e agora" da realidade emotiva das sessões de terapia. Elas correspondem ao ápice da curva de intensificação do sistema nervoso simpático ou parassimpático. A presença contenedora do terapeuta e a expressão livre, mas responsável e consciente, são, para o paciente, as qualidades que diferenciam essa experiência de manifestações semelhantes destrutivas ou impotentes que ocorreram, freqüentemente, em sua vida cotidiana, sem, entretanto, possibilidade de evolução nas fases sucessivas.

4. *Vivência de reparação.* Da fase precedente, pode-se passar gradativamente para o estado emotivo oposto, mas, com mais freqüência, essa passagem é um salto rápido, completando o ciclo vital de alternância dos dois subsistemas simpático e parassimpático. O paciente pode verificar, tendo revivido à distância a sessão de terapia, as novas intuições sobre o nó emotivo que está na base de seu problema existencial e do qual tomou consciência maior. A experiência de comportamentos inusitados favorece a busca de novas ações que permitam a superação da situação problemática cronicamente bloqueada.

5. *Integração.* Desenvolve-se, assim, uma tomada de consciência que se aprofunda com a sucessão de consultas terapêuticas pelas quais o paciente compreende que as modalidades de pensamento e de ação, às quais permaneceu ligado (nó emotivo), não são mais apropriadas às condições externas modificadas (o ambiente, o outro etc.) e às suas novas capacidades pessoais. Ele experimenta novas estratégias para enfrentar o problema de maneira mais construtiva em relação às habituais defesas destrutivas, às quais estava habituado. Daí pode derivar a confiança de que é possível tentar mudanças até mesmo na realidade. Dessa forma, a sessão de terapia pode se transformar na ponte de ligação entre o passado e o futuro.

Na prática, nem sempre as fases descritas são totalmente respeitadas: algumas podem ocupar mais tempo em detrimento de outras. No entanto, o processo biossistêmico exige que cada estágio tenha o seu espaço, ainda que reduzido, de acordo com o caso. Cada sessão individual ou em grupo deve permitir que o indivíduo percorra o caminho até o fim, de tal forma que cada encontro seja uma parte completa, ainda que parcial, em relação à terapia global.

Além disso, o paciente é sempre o artesão último de seu trabalho e, para nós, tem sempre a última palavra nas decisões que se referem a ele. Por esse motivo, podemos pedir, durante o trabalho, que o paciente nos dê um *feedback* para cada momento. Após alguns anos de formação, como no caso dos psicoterapeutas em fase de supervisão, é o próprio indivíduo quem sugere o percurso a ser seguido.

Quanto à duração de uma sessão de terapia, mesmo estando estabelecida, tem uma margem de elasticidade que, em outras linhas, poderia ser considerada incorreta. O contrato prevê tempos que variam de quarenta a noventa minutos, dependendo do caso; mas, se tivermos de tratar de processos emotivos que queiramos concluir, cinco ou dez minutos a mais ou a menos são tolerados desde que explicados verbalmente. Uma eventual repetição sistemática do atraso deve ser elaborada na dinâmica de conjunto da terapia.

Piero

Enfermeiro, 28 anos, solteiro, sem companheira, traz um problema de ejaculação precoce. Piero é um jovem elegante que demonstra, por intermédio de seu comportamento e do aspecto, possuir ainda menos idade. É tímido e seus movimentos são bruscos, desajeitados. O rosto, de linhas bem marcadas, fica vermelho com facilidade. O nariz, proeminente e afilado, e o queixo pequeno e prógnato se mexem, freqüentemente, por causa de movimentos que lhe conferem um aspecto um tanto grotesco, quase caricatural. Os olhos azuis são uma janela aberta sobre seu sofrimento que percebo ser profundo (ligado a uma avaliação insuficiente dele mesmo?).

No que diz respeito a seu aspecto físico, ele tem um complexo ligado ao desvio do septo nasal, a uma hipoginesia maxilar e mandibular que provocam distúrbios na mastigação, e uma malformação no pavilhão da orelha direita que ele esconde com os cabelos compridos. Por causa disso, pretende submeter-se a cirurgias plástica e reconstrutiva.

Fala num fiozinho de voz que custo a ouvir. Decido sentar-me bem próximo dele já na primeira sessão.

Além dos complexos decorrentes de seu aspecto físico, está em forte depressão por causa de seu futuro sexual: foi deixado por uma moça, depois de um relacionamento que durou quatro anos, e, segundo ele, a ruptura se deu em decorrência de sua ejaculação precoce. Mora com os pais e um irmão mais jovem, de seis anos. Pouco a pouco, com fadiga, seja pelo tom débil e sussurrado de sua voz, seja por um certo titubear, sua história vai sendo contada, surgem nítidas tanto sua considerável inteligência como sua notável determinação, aplicadas ambas em todos os campos: desde o esporte até a música, do estudo ao trabalho. Tem o hábito de leitura e sua cultura é, seguramente, superior a seu nível de trabalho (enfermeiro especializado). Sabe fazer, também, trabalhos manuais. É zeloso e respeitoso com os pais e sempre leva para casa o seu ordenado. Exatamente o que chamaríamos um filho de bem, motivo de orgulho!

Possui princípios sólidos que lhe permitem interagir com os outros ajuizada e respeitosamente, embora sinta certa impaciência quando as coisas se mostram contrastantes a seu modo de ver o mundo, que é sempre muito coerente e sensato, apesar de um pouco rígido. Essas qualidades, entretanto, lhe são desconhecidas, esquecidas ou subavaliadas; parece que ele as aprecia somente quando emergem ao responder às minhas perguntas.

O diálogo é familiar mas um pouco vago. *Trabalho com o tom de sua voz bem mais que com os conteúdos.* Não deixo de mostrar, por meio da minha fisionomia, o apreço por sua capacidade e qualidades. Ele não se encontra em condições de usufruir de uma terapia sexual que vá direto aos sintomas, porque sua baixa auto-estima o impede, no momento, de procurar uma companheira, coisa que, aliás, não ousa nem para o futuro. Decido, então, iniciar uma terapia biossistêmica para fazer brotar e valorizar suas qualidades, partindo de um trabalho "cadeira a cadeira" que prevê, também, uma intervenção em seu corpo, só que à distância.

Uso a voz, os gestos, mímica diante do espelho, o contato corporal sugerido ao cliente usando as mãos dele próprio. Decido-me explorar, paralelamente, a relação familiar e sexual.

Com a evolução do trabalho, vem à tona a situação difícil que se criou para ele, seis anos antes, com o nascimento do irmão que ocupou os pais de forma até pesada, ambos trabalhadores, fora o conflito decorrente de problemas sexuais ligados a uma operação ginecológica repentina da mãe. Era sempre ele quem devia parecer forte diante da situação, inclusive tomando conta do irmãozinho: daí nasceu uma tensão contínua, pelo medo de que algum gesto inadequado desencadeasse brigas que pudessem separar a família.

Quando abordamos esse ponto, ele começa a chorar, de forma breve, mas intensa, que dissolve a longa tensão acumulada, jamais manifestada nem para si mesmo. Agora ele pode respirar livremente, ainda que durante curto espaço de tempo, graças também a *um contato direto meu sobre seu peito e suas costas*, possível por causa da proximidade de nossas cadeiras. É um momento crucial da terapia, que nos ajudará a compreender outros momentos difíceis da vida dele. Depois, falando da relação sexual interrompida, ele demonstra, por meio de expressão mímica, uma recusa pela ex-namorada todas as vezes que passavam do *petting* à relação sexual completa, coisa que lhe era concedida bem raramente. Peço-lhe que refaça as caretas que via no rosto da moça. Então, com a permissão dele, começo um jogo de provocações, só que dessa vez ambos de pé, cara a cara, com um ligeiro contato de nossas mãos se empurrando (Fig. 5).

Com a intensificação do trabalho corporal, favorecido por certa "acomodação" minha, ele expressa primeiramente com timidez, depois de modo cada vez mais enérgico,

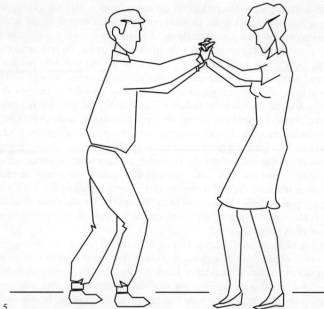

Figura 5

seu protesto e sua raiva contra aquela comunicação não-verbal, de recusa. "Por que essa cara? Se você não está gostando, eu queria que me falasse claramente." "Sou eu quem lhe causa nojo?" "Não fique achando que você também é lá tão sensual fazendo essas caretas!" "Não pretendo repetir a experiência de meu pai, recusado por minha mãe, com as eternas brigas que saíam à mesa!" "Queria sentir-me desejado!" "Não agüento mais esse seu ar carrancudo que nem entende. Só sei que não suporto mais isso!"

O trabalho corporal, com a energia que imobiliza, favorece a elaboração de estratégias de abertura em relação ao mundo externo, depois do isolamento prolongado ao qual ele esteve submetido. Vai utilizar-se, inesperadamente, das amizades do irmão pequeno, mais extrovertido, para conhecer outras moças. Eu: "Você me conta que não tem amigos com quem sair e conhecer gente nova. Isso é verdade? Às vezes, ocorre de as oportunidades estarem próximas de nós e nós não as percebermos".

Piero: "É claro que, tudo somado, fiz muito por meu irmão quando era bebê. Também, agora ele me convida bastante para sair com ele e os amigos. Talvez isso lhe cause prazer... Não que eu seja bonito, mas se me dou um jeitinho, posso bem ser interessante e até simpático... Tem também o fato de que, nas briguinhas deles, por ser de maior idade, causo sempre boa impressão".

O início de uma amizade com uma moça, que parece evoluir para uma relação sexual, nos permitirá dar novo enfoque ao trabalho relativo ao distúrbio sexual, motivo pelo qual ele me procurou. Um controle sempre mais seguro da ejaculação, por meio de exercícios do tipo comportamental, tornará possíveis relações sexuais plenamente satisfatórias, com performances que serão bastante apreciadas pela companheira.

Neste caso, o acesso à emoção bloqueada, mais antiga e profunda, realizou-se antes sobre a vertente *parassimpática*. Facilitado pelo trabalho anterior sobre o tom de voz, o aprofundamento emotivo do choro foi conseguido graças à *contenção protetora* do abraço e do contato sobre o peito.

Análise do processo terapêutico

Procuramos evidenciar, de forma mais analítica, o que aconteceu no caso que descrevemos, tentando individualizar as várias fases e as técnicas que foram usadas no decorrer da terapia.

Empatia

Por quê?

Os pacientes nos trazem emoções, estados de ânimo subordinados aos fatos, às ocorrências, às avaliações e aos julgamentos que nos são verbalizados. Se for possível passarmos rapidamente dos fatos às emoções, atingiremos diretamente o problema existencial que fez os pacientes chegarem até nós que, geralmente, são um nó emotivo. Além disso, estar atento aos fatos induz mais facilmente uma avaliação e um julgamento pessoal do terapeuta: seu julgamento, mesmo se não expresso, agrega-se a outros julgamentos que o paciente já sente pesar sobre seus ombros, sejam eles externos ou internos. O julgamento pode transformar-se, facilmente, em crítica e preconceito. Em termos analíticos, podemos dizer que comportamentos e idéias do paciente podem mais facilmente estimular a contra transferência negativa (crítica-preconceito) ou positiva (aliança-convivência) do terapeuta.

A neutralidade formal do *setting* psicanalítico protege de uma intromissão a essas emoções e prognostica uma análise nos momentos posteriores. No trabalho cara a cara e, principalmente, no psicocorporal, é impossível conseguirmos controlar completamente a comunicação não-verbal. Além disso, as emoções, contrariamente aos fatos e idéias, pela subjetividade e unicidade, não se prestam às generalizações e às comparações que constituem a base dos processos lógicos submetidos a julgamentos. A empatia é justamente essa tomada de contato com a unicidade do paciente, e um conseqüente apoio.

Como?

As perguntas não muito exigentes e a escuta mais atenta ao ritmo e ao tom do discurso do que a seus conteúdos, uma ligeira mímica "em espelho" com a repetição da palavra-chave, o encorajamento e apreço quando possível favorecem o encaminhamento de uma relação de recíproca confiança.

Intensificação

As emoções, num contexto de maior segurança (não ser julgado, ser aceito) já criado, podem aumentar de intensidade se passarmos a uma exploração psicocorporal.

"Em que parte do seu corpo você percebe mais facilmente esse seu estado de ânimo? Onde você o colocaria?" "Experimente tocar essa parte do corpo!"

Continuando a nos fazermos de espelho, favorecemos a auto-exploração do paciente, sugerindo, eventualmente, com gestos do próprio corpo, o contato com outras partes.

Quando a emoção aparece mais clara e delineada: "Tente aumentar a pressão nesse local do seu corpo e respire mais profundamente". "Tente inspirar como se você quisesse que o ar entrasse exatamente ali e aperte um pouco mais." Nas sessões seguintes, a emoção (reviver o estresse) pode intensificar-se, sugerindo que o paciente trabalhe a partir da posição de *grounding* (de pé, com as pernas levemente flexionadas). Uma respiração profunda, que encontra seu ritmo espontâneo, e os olhos fechados favorecem o contato com o *mundo interior*.

A *pressão*, primeiramente na mão do paciente, depois *diretamente na parte do corpo* apontada como principal portadora do estresse (geralmente o peito, o abdômen, as costas, a cabeça), criam as condições para o aprofundamento.

Aprofundamento emotivo

A observação dos movimentos e de tudo quanto se desenvolve espontaneamente, na maioria das vezes, de forma apenas perceptível, permite ao terapeuta entender por qual direção deve conduzir o trabalho: "Experimente intensificar o movimento das mãos (a oscilação do corpo, o movimento dos braços, a mímica facial etc.)". "Assim está bem! Tente fazer isso de maneira ainda mais forte! Mais rápido!..." Um tom crescente da voz e o *contato das mãos* sobre a parte que está se movimentando, exercendo-se uma *leve resistência*, dão ao paciente a autorização para que se expresse mais livremente.

A ausência de julgamento e a *contenção protetora* são as qualidades específicas do *setting* dessa fase. Às vezes, surge a necessidade de esclarecer com o paciente os limites de sua liberdade de expressão: a segurança dele e a do terapeuta. Freqüentemente, o paciente é consciente disso, mas mesmo assim é oportuno verbalizar isso de forma clara.

Sons, palavras, frases curtas podem acompanhar a ação. O próprio terapeuta pode repeti-los e encorajar o paciente a fazê-lo, usando o tom da própria voz para intensificar a expressão e permitir a posterior *transformação*. "Vá repetindo... até quando você conseguir dizer qualquer outra coisa.

Mais alto! (O tom de voz do terapeuta aumenta)... Mais alto ainda!" Quando a situação de estresse aparece bem clara e articulada, pode-se propor uma *dramatização* mais complexa. A expressão completa e repleta da emoção, nessa ativação crescente do sistema nervoso simpático, freqüentemente termina de modo brusco.

Vivência da restauração

O sistema nervoso parassimpático do paciente, de *ricochete*, acaba prevalecendo!... Deitar-se, sentar-se ou ficar de pé, parado, em posicão de *grounding*, respeitando o silêncio que sempre se segue, permite que o paciente sinta um contato quente e vivo com partes do seu mundo interior, que lhe eram desconhecidas ou ficaram de lado (transferências). Muitas vezes, na primeira sessão, o paciente não se sente à vontade para dividir com outros as próprias descobertas. O terapeuta pode sugerir: "Se você quiser, eu posso ouvir, mas faça o que você achar melhor". Freqüentemente, aquilo que o paciente sente não pode ser expresso com palavras porque é um material que não possui, ainda, representação interna. Tratam-se de emoções, sensações físicas, estados de ânimo, na maioria das vezes, novos para ele. Só o tempo é que vai conseguir fazer emergir uma espontânea organização do material que encontrará, na verbalização, um instrumento de esclarecimento e consolidação. Perguntas insistentes demais, por parte do terapeuta, podem bloquear esse processo espontâneo, fazendo com que o paciente mude seu linguajar emotivo interno para um racional externo. Esse último tende a ser linear e pouco se adapta à expressão de contradições complexas que, tantas vezes, estão presentes nas vivências emotivas. Mesmo os julgamentos ou as interpretações do material emergente podem obter o mesmo efeito de bloqueamento da elaboração interior do paciente.

Pelo contrário, uma verbalização empática do terapeuta, que utiliza a própria caixa de ressonância interna para ampliar e esclarecer o que sucedeu, auxilia o paciente a prosseguir seu trabalho de busca. O risco é que, dessa forma, a intervenção desvie o paciente de sua elaboração, que é o objetivo do processo terapêutico. As intuições e interpretações do terapeuta são importantes para que consigamos desenvolver uma compreensão cada vez mais articulada e complexa das problemáticas que surgem, mas a verbalização disso deve ser precedida de uma reflexão crítica: "Isso serve a mim ou a ele?". "Serve, para mim, porque me posiciona no meu papel de dominador da relação terapêutica?" "Serve para que se confirme a minha importância?"

Com o objetivo de que se reflita a respeito, quero citar um trecho do livro *Fuoco dal profondo* (Fogo das profundezas), de Carlos Castañeda: "A importância pessoal nada tem de simples ou ingênuo. De um lado, é o núcleo de tudo quanto tem valor dentro de nós; de outro, é o núcleo de toda nossa podridão. A importância pessoal é nosso pior inimigo. Se pensarmos bem, o que nos faz fraquejar é nos sentirmos ofendidos pelos feitos e delitos de nossos semelhantes. Nossa importância pessoal pede que passemos a maior parte de nossas vidas ofendidos por algo ou alguém".[1]

Para o paciente, entretanto, é importante experimentar suas novas capacidades de seguir pela vida explorando as próprias emoções, as mais difíceis e as mais dolorosas; olhar de frente a própria realidade, ainda que ela seja contraditória ou menos aceitável, sem que ele se sinta destruído ou julgado, por si mesmo ou por outros. *A diferença está entre a observação e o julgamento.* Essa observação interna será reforçada pela verbalização espontânea, quando ele perceber que poderá dividi-la com uma pessoa atenta e tolerante.

Integração

É dessa forma que são criadas as condições para que o paciente possa rever a própria posição pessoal diante dos problemas e elaborar estratégias novas para resolvê-los. A função do terapeuta é encorajar e apreciar os progressos.

Na fase de relaxamento parassimpático, recordações e associações espontâneas ficam disponíveis a novas perspectivas de revisão do próprio passado. É possível que o paciente perceba que suas capacidades atuais de reagir às situações estressantes tenham-se modificado: que ele consegue enfrentar uma separação sem sentir-se perdido; que pode tolerar uma derrota sem perder a confiança em seu futuro; que pode se sentir confortado com a própria fraqueza e incapacidade, dando valor às qualidades e forças; que os vazios angustiantes e que lhe causam medo significam também um espaço livre onde ele mesmo possa se reger.

Alimentam o processo: a respiração profunda, o contato corporal, a dramatização, a troca de papéis, as provocações calibradas por intensidade adequada, tudo de forma a permitir que o paciente prove a satisfação de sair vitorioso. O suceder de ondas simpáticas e parassimpáticas nas sessões posteriores ajudam-no a sair, gradativamente, das emoções cristalizadas do passado. Sobre uma identidade pessoal, estereotipada no negativismo ou na exaltação narcisista, pode-se cultivar uma outra mais real, onde contradições e ambivalências são percebidas como momentos de busca e transformação criativa.

Observações e conclusões

Nosso *setting* é inusitado tanto pelo tipo de relação como pelo aspecto corporal; este último, particularmente, pode criar embaraço e desconfiança. Se, entretanto, a aproximação é gradativa (por exemplo, trabalho cadeira a cadeira), os lados positivos da experiência vão permitindo ao paciente, aos poucos, compreender "de dentro" o sentido das coisas estranhas que lhe são propostas. Além disso, o paciente está envolvido em processos de intensa emoção. Nem todos os pacientes conseguem fazer isso: enfrentar um problema, ainda que ao término da terapia, requer verdadeira solidez de estrutura.

Pacientes psicóticos ou *borderlines* poderiam não ter os recursos para saírem vencedores do confronto. Este, para nós, é princípio básico. Durante as sessões terapêuticas, as condições ótimas de distância da situação real e o apoio do terapeuta tornam bem mais fáceis a elaboração de uma solução e sua realização no final da dramatização. De volta à casa, o paciente pode encontrar-se diante de uma realidade que continua ultrapassando suas capacidades de êxito. "Nunca vou conseguir!" "É mais forte que eu!" A solidez da relação terapêutica (confiança, empatia, apreço recíproco) mantém-se nos momentos de dificuldade. No que diz respeito ao terapeuta biossistêmico, ele é participante de uma técnica nova e em contínua reelaboração. Isso pode criar algum problema de identidade. "Que tipo de terapeuta sou eu?"

Este livro propõe-se a recolher as experiências já acumuladas. Espero, de minha parte, ter transmitido uma idéia da originalidade do processo em sua evolução. Gostaria, enfim, de sublinhar que a biossistêmica, mesmo trabalhando no pragmatismo do "aqui e agora", retira o próprio empurrão existencial de um postulado teórico não demonstrável, como para todas as psicoterapias: a capacidade humana de sair do círculo vicioso da destruição (violência, desprezo, inveja, preconceito, guerra) para entrar no círculo virtuoso da criatividade (tolerância, apreço, solidariedade, escuta, paz).

A técnica utilizada é secundária, pode ser experimentada e, depois, modificada a partir de novas aquisições. Até as teorias de base podem ser abandonadas se hipóteses novas se mostrarem mais úteis à compreensão. Espero, enfim, que a psicoterapia continue na direção da valorização dos recursos humanos. A experiência biossistêmica, por ora, confirma dia-a-dia que eles são muitos, ainda que, de vez em quando, escondidos.

Nota bibliográfica

1. CASTAÑEDA, C. *Fuoco dal profondo*. Bur, 1989, pp. 26-8.

4. VOCÊ ME ABRAÇA SE EU CHORAR? O CONTATO

Roberto Eugenio Giommi

O contato físico como componente fundamental do vínculo humano

Logo que nasce, a criança tem necessidade de alguém que a alimente e, ao mesmo tempo, a mantenha junto de si, a acaricie, a observe, lhe ofereça seu cheiro e sabor, faça-a escutar o ritmo de seu coração e respiração, a tensão de seus músculos e a maciez de seu ventre e peito.[1]

Há muitos anos, Harlow, um pesquisador norte-americano, percebeu que os macaquinhos que estavam em seu laboratório, sem a mãe, demonstravam raiva e desespero quando lhe tiravam os travesseiros revestidos de pano macio, que serviam para cobrir o piso e a rede metálica das gaiolas em que ficavam. Percebeu, também, que os filhotes mantidos, durante os primeiros dias de vida, em uma gaiola feita de rede metálica completamente nua, sobreviviam com dificuldade. Porém, se fosse colocado um cone de rede metálica, os filhotes sentiam-se melhor e cresciam sadios se o cone estivesse coberto por tecido esponjoso e áspero. Harlow decidiu-se a construir um substituto da mãe, de tecido poroso, dentro do qual havia uma lâmpada que produzia calor. Tendo certeza de que os filhotes estavam nutridos, propôs-se também a verificar se para eles era mais importante a comida ou o contato a que eram impelidos no sentido de estabelecer uma ligação com a mãe.

Esse tipo de pesquisa permitia verificar se era correta a afirmação de Freud de que a alimentação constituía o fundamento da relação entre a mãe e o recém-nascido. Isso derivava, certamente, da observação de que o recém-nascido chora se sente fome e, pelo contrário, demonstra bem-estar profundo quando se sente satisfeito após a mamada; porém, reduzir a relação entre a mãe e a criança na fase de aleitamento não apenas não correspondia à verdade, como influenciava negativamente o comportamento de médicos e enfermeiros. O que ocorria, realmente, é que crianças separadas de suas mães e nutridas com regularidade, mas não pegas no colo e assistidas suficientemente, tornavam-se portadoras de danos irreparáveis.

No experimento inicial de Harlow, os filhotes foram colocados sozinhos em gaiolas que tinham duas "mães": uma de pano, e outra de rede metálica sem revestimento de tecido poroso. Para quatro macaquinhos recém-nascidos, a mamadeira de leite era colocada sobre a "mãe" de pano; para os outros quatro, a situação era diferente.

A experiência se propunha, pois, a avaliar a importância das duas variáveis: "prazer pelo contato" e "prazer pelo aleitamento", medindo o tempo que o recém-nascido passava com as duas diferentes "mães". Os resultados demonstraram que, independentemente de qual mãe fornecia a alimentação, bem cedo os filhotes começaram a passar a maior parte do tempo com a "mãe" de pano. Enquanto os recém-nascidos de ambos os grupos passavam, em média, quinze horas diárias agarrados ao simulacro de pano, nenhum deles gastava mais que uma hora ou duas, por dia, sobre o simulacro metálico. Na verdade, alguns filhotes que recebiam o leite da mãe metálica chupavam o bico enquanto se mantinham agarrados à mãe de pano. Tais dados demonstram que o prazer do contato influencia, de maneira determinante, o desenvolvimento das respostas afetivas à mãe e que, pelo contrário, o aleitamento desempenha um papel menor.

Outros experimentos demonstram, também, que a mãe de pano sossega o filhote e consegue oferecer-lhe uma "base segura" para ele partir para a exploração do mundo e sobre onde ele se refugia, no caso de acontecer algo de insólito e alarmante. Se, por exemplo, um pequeno macaco é colocado dentro de um quarto desconhecido para ele, e onde há muitos "brinquedos", enquanto a mãe de pano está presente, ele explora os brinquedos, servindo-se do simulacro como base para onde retornar de vez em quando. Entretanto, na ausência da mãe, os filhotes ficam correndo e atravessando o quarto, jogam-se com a cara no chão e comprimem a cabeça e o corpo, gritando convulsivamente. A presença da mãe metálica, que não fornece contato de calor, não os deixa seguros: é como se nem estivesse lá.

Depois das experiências de Harlow e, sobretudo, depois dos artigos de Bowlby, começaram a ser ouvidos aqueles que afirmavam ser plenamente justificáveis o choro e desespero de uma criança largada sozinha e sem colo. Mas, Jerome Liss se pergunta: não é verdade que sempre soubemos que o recém-nascido depende, desde os primeiros dias de vida, de um contato físico direto e tranqüilizador? O que nos preocupa mais é que hoje, crianças e adultos de nossa sociedade não recebem colo suficiente.[2]

O abraço como cura: o *holding*

Entre polêmicas, muitas vezes ásperas, afirmou-se nos últimos anos um método para o tratamento do autismo infantil por meio do abraço, ou melhor, de contato físico prolongado, freqüentemente compulsivo. A criança autista possui um comportamento de marcada solidão, não olha as pessoas ao seu redor, parece não ouvir a voz de quem está lhe falando, evita o contato físico e, até mesmo, recusa-o com violência. Nikko Tinbergen, prêmio Nobel com Lorenz, de pesquisas etológicas, em livro escrito em parceria com sua esposa, interpreta muitos dos comportamentos das crianças autistas como resultado da presença contemporânea de duas tendências contrastantes à ação, onde o evitar prevalece sobre a tendência à aproximação, sem cancelá-la de todo.[3] O casal Tinbergen identificou uma das possíveis causas do autismo na falta de ligação física com a mãe, e propõe, como uma das terapias mais úteis, o *holding* nas formas introduzidas por Martha Welch[4] e Michele Zappella[5] que, sucessivamente, desenvolveram e modificaram, significativamente, o método denominado etodinâmico.[6]

Em uma sessão de psicoterapia descrita por Zappella, o protagonista é Dario, um garoto de três anos e meio que parou de falar aos dois anos de idade e que fica sozinho, movimenta continuamente alguns pedaços de papel, segura-os entre os dedos e não olha no rosto das pessoas; se é chamado, não responde, mas, de vez em quando, fica cantarolando em uma gíria só dele, que é incompreensível.

A mãe deita-se sobre o tapete, pega o filho, deita-o sobre si ou imobiliza-o, estreita-lhe as perninhas entre suas coxas e os bracinhos entre suas axilas. Com as mãos, obriga-o a manter o rosto em frente ao seu para que ela possa olhá-lo nos olhos. Logo o menino se enfurece, tenta desvincular-se dela com o rosto vermelho e berrando. Ela, afetuosamente e sem largá-lo, fala-lhe em um tom e uma cadência semelhantes àquelas usadas com os bebês que ainda não sabem falar (*babytalk*): "Coitadinho do meu pequenininho!... Que raiva, estar apertado apertado à mamãe! Mas como são lindos os olhos do meu filho!".

Dario demonstra momentos de raiva alternados a pausas em que fixa a mãe, desnorteado com a situação. Depois de poucos minutos, num instante de raiva intensa, começa a gritar, dizendo: "Vai embora, vai embora!" e, em seguida: "Mamãe, mamãe!".

Depois de quinze minutos de agitação e gritos, o terapeuta sugere que a mãe não olhe mais Dario nos olhos e, em vez disso, o mantenha estreito nos braços, bochecha contra bochecha, consolando-o. Dario demonstra, ainda, alguns momentos de raiva, mas esses vão ficando breves e raros; depois, fica encolhidinho nos braços da mãe, bem em cima dela. No final, após ter repousado sobre o corpo dela, o menino brinca com ela e repete algumas palavras ditas pelo pai.[7]

Os Tinbergen afirmam que esse tratamento está baseado na esperança de que um menino autista possa, dessa forma, recuperar aquilo que perdeu por causa da falta de ligação com a mãe, e estão convencidos de que é bastante sensato obrigar uma criança a aceitar essas atenções e contato que, por motivos diversos, não conseguiu obter em períodos precoces da vida, tratando-o como deveria ser feito no início do seu afastamento de um desenvolvimento normal.

Zappella acrescenta que o método do abraço, usado com crianças autistas, se parece bastante a um tipo de relação que se pode ter espontaneamente, mesmo em condições de normalidade dos pais e dos filhos. Pode ocorrer que o adulto sinta como intolerável um fechamento da comunicação e, então, agarre o menino pelos braços, mantenha-o seguro a si, cara a cara, e expresse impetuosamente todos os seus sentimentos de frustração, sofrimento, raiva e, depois, também amor. Zappella dá o nome de *holding de emergência* a tal abraço, considera que ele faça parte da espontaneidade humana e que seja uma tentativa patente de trocar pela força uma comunicação sentida como seriamente inadequada.

No decorrer dessa relação, da mesma forma como nas sessões com as crianças autistas, ocorre um aumento fortíssimo da tensão emotiva entre os dois e, freqüentemente, o resultado é um choro convulsivo de ambas as partes. Os sentimentos podem, nesse momento, mudar de forma imprevista, e o pai, que antes impôs sua maior força física, em seguida se torna dulcíssimo, abraça e beija a criança que responde com semelhantes manifestações amorosas. Zappella sugere que, nessa situação, o abraço leva a um envolvimento mais completo das emoções e faz, além disso, com que o calor e o conforto que envolvem a ambos, fisicamente, ajude a tolerar a tensão emotiva e as mudanças que se estabelecem na comunicação.

O valor universal do abraço

Martha Welch conta que a idéia da utilização do abraço como tratamento lhe ocorreu quando trabalhava como psiquiatra em um centro de Nova York reservado a crianças autistas e suas mães.

Certa vez, por motivo de doença, a psiquiatra teve de ausentar-se, e uma mãe que era assistida por ela parou de trazer seu filho ao centro. A doutora Welch pediu ajuda à avó materna da criança e, juntas, conseguiram finalmente que a senhora voltasse a freqüentar o centro. Na retomada desses encontros com a doutora Welch, a senhora confessou que, durante a enfermidade da psiquiatra, sentiu-se abandonada e percebeu que tinha necessidade e vontade de ser estreitamente mantida entre os braços dela. Tal descoberta, continua a contar a doutora Welch, levou a senhora a manifestar à sua própria mãe o desejo de ser abraçada; e, finalmente, certo dia, as duas mulheres se abraçaram. Em dois dias, o menino autista, mesmo não tendo presenciado o abraço, pronunciou suas primeiras palavras. A partir de então, a mãe foi capaz de suportar os momentos nos quais o menino sentia raiva, enquanto antes não conseguia ajudá-lo e deixava-o sozinho até que se acalmasse.[8]

O caso da doutora Welch sugere a idéia de que uma pessoa que, por motivos diversos, não conseguiu ou não pôde dar ao filho o contato de que ele necessitava, pode ela mesma sentir-se privada do abraço necessário ao filho e, quando o obtém, os efeitos benéficos são imediatos nas pessoas com as quais se relacionam. Essa é uma experiência que, freqüentemente, fazemos na terapia: as pessoas capazes de receber e dar um contato físico conseguem ter esse tipo de comportamento durante a vida. "Compreendi muitas coisas através do trabalho que fizemos", diz uma jovem que revejo um pouco depois de ter concluído a terapia. "Por muito tempo, fiquei abraçada a uma amiga minha que foi deixada pelo namorado: ela chorava o tempo todo mas eu acabei conseguindo consolá-la." Uma outra diz que mudou seu modo de estabelecer contatos físicos com as pessoas a seu redor: "Caminhei abraçada com um ex-colega meu de escola até o ponto do ônibus. Ele é somente um amigo, mas antigamente eu ficaria com bastante vergonha de andar pelas ruas abraçada a um homem".

O caso da doutora Welch faz refletir, também, a respeito de um outro aspecto: se na terapia não está previsto o contato, muito menos o abraço, a necessidade de um cliente ser abraçado torna-se, necessariamente, o sinal de algo mais. A senhora atendida pela doutora Welch quer ser abraçada pela psiquiatra; se o abraço não é possível, pensamos que seu pedido indique, exclusivamente, o desejo de ser abraçada pela mãe. Permanece o fato que, fazendo assim, evita-se o pedido explícito de ser abraçada pela terapeuta, pedido que vem, tacitamente, sendo considerado estranho e inaceitável.

Bowlby, que estudou o comportamento de afeição nas crianças, isto é, aquele conjunto de comportamentos com os quais a criança busca e pede a proximidade e o contato de um adulto de quem tem necessidade de proteção, está convencido de que tal comportamento não se limita à infância, mas está bem presente no decorrer de toda a vida.

Nas doenças e durante calamidades da natureza, também os adultos, freqüentemente, tornam-se exigentes no confronto com os outros; em condições de perigo imprevisto ou por causa de uma catástrofe, a pessoa certamente buscará a aproximação com alguém conhecido e confiável. Ninguém se surpreende se, em um incêndio, ou por ocasião do falecimento de um ente querido, um homem adulto chore nos braços de um outro. Tudo isso deixa evidente que, muitas vezes, as manifestações afetivas são definidas como fraqueza na linguagem comum, ou como "regressivas", pelos terapeutas. Tal adjetivo corresponde a frases do tipo "Não fique bancando a criancinha", "Seja homem", "Não dê uma de fresco", que tantas vezes ouvimos e que nos levam a pensar: "Não posso manifestar a vontade de ser carregado no colo", "Chorar é uma vergonha" etc. Dizer que um adulto que está chorando abraçado a outro esteja "regredindo" significa ignorar a função vital que o comportamento afetivo desempenha em toda a vida do ser humano.[9]

O poder terapêutico do abraço

Se considerarmos o abraço como uma forma universal de obtenção de contato profundo, físico e afetivo, poderemos usá-lo como um dos possíveis instrumentos da terapia. O gesto de alargar os braços é sinal universal de paz e fraternidade; é um gesto ligado à idéia do abrir-se, à sensação de ficar em contato mais íntimo com o próximo e de estar em disponibilidade para acolhê-lo.

Podemos pensar que tinha esse valor porque o primeiro movimento da criança que chora e se dirige à mãe é o de levantar os braços para ser tomado ao colo e, no abraço, têm fim tanto seu protesto quanto seu desespero pela ausência ou afastamento dela. Podemos nos lembrar também de que, abrindo os braços, sentimos uma sensação de liberação, um endireitamento da espinha dorsal, a possibilidade de que cabeça e olhos se mantenham sustentados e sem tensões, certa expansão da respiração no ventre e tórax. Se tudo isso ainda vem acompanhado de um contato caloroso, muscular e epidermicamente gratificante, podemos entender como esse gesto é fonte de felicidade e consegue fazer brilhar os olhos.

Quando abraçar é difícil

Isso sugere, também, que certa dificuldade no abrir os braços e no abraçar possa indicar uma desilusão ou uma inibição ao abraço, experimentada precocemente. Sabemos que é difícil, quando estamos ofendidos ou zangados com alguém ou, como ocorre bem freqüentemente, ofendidos e zangados ao mesmo tempo, nos movermos em direção a outra pessoa e abrir-lhe os braços, porque isso provoca certa intensificação da dor.[10] A troca de acusações, mesmo entre pessoas ligadas afetivamente, torna difícil o abraço. Isso se deve, provavelmente, à inibição da ação agressiva. Talvez, também, pela inibição do que Zappella denomina *holding de emergência* e que consiste em pegar e sacudir o outro numa tentativa de ser compreendido ou ouvido.

Inibir a ação agressiva determina um espasmo nas mãos, na respiração e na garganta pelo desejo de gritar, tensão no rosto e no couro cabeludo, dor de estômago e no ventre. A sensação de sofrimento e raiva produz uma pressão sobre o tórax e certa paralisia nos braços e costas. Ao mesmo tempo, pensamos existir uma sensação de ferida ou de desespero que tem, no centro, o desejo que o outro nos compreenda, nos acolha num abraço e faça, assim, dissolver-se a tensão de nosso corpo.

Uma pessoa "machucada" e zangada, ao mesmo tempo, fica literalmente incapaz de fazer um movimento em direção ao próximo, se sua sensação é muito intensa. A dificuldade não deriva apenas dessa paralisia mas, ainda, do fato de que tentar aproximar-se do outro, em certo sentido, significa uma rendição; e estendendo-se a mão, os sentimentos congelados cedem e se fundem em sentimentos de suavidade, sofrimento e debilidade. Enfim, estamos mais vulneráveis quando fazemos *um gesto de abertura* em direção ao outro; por isso, esse risco, com freqüência, leva a uma atitude de destaque, até que o tempo e a distância tenham diminuído as sensações dolorosas causadas pelo desentendimento.

Se se consegue, ao contrário, ter um contato corporal, aí sim haverá uma descarga mais profunda de sentimentos com o choro, e o abraço prolongado poderá reintegrar a energia.

Abraço e punição

Temos de fazer ainda outra reflexão no que se refere ao abraço: às vezes, um pai grita ou pune um filho, ou recusa-se a lhe satisfazer um desejo. O menino, angustiado por isso, talvez chore. Muito provavelmente, o menino que ainda está chorando, por ter apanhado ou pela repreensão, tentará ganhar um abraço encostando-se ao pai ou até mesmo, se for novinho, pedindo colo abrindo os braços, como normalmente faz quando pede consolo, ou, ainda, tocando o pai fisicamente. Pode o próprio pai, causador do sofrimento, fazer isso? Na certa, ele vai pensar que é inútil castigar o menino para, depois, consolá-lo. Entretanto, podemos sugerir um outro ponto de vista se nos lembrarmos de que a mesma coisa acontece em um dos experimentos de Harlow, em que uma "mãe" de pano possuía bicos por onde saíam sopros de ar comprimido. Um som avisava os filhotes da chegada do sopro mas, mesmo entendendo bem rápido o que deveriam esperar, os macacos, ainda que assustados, em vez de se afastarem, faziam exatamente o oposto: se agarravam à mãe com renovado vigor e, assim, recebiam no rosto e ventre um sopro de máxima intensidade.

Sabemos que uma situação angustiante empurra o filhote a procurar sua figura de afeição; aliás, a observação dos macacos *in natura* mostrou que, também os jovens machos, quando ameaçados pelo macho adulto dominador, procuram ficar próximos dele, como fazem no caso de perigos externos. Em certas situações, quanto mais punido é um animal, mais se aproxima de quem o castiga. Tal comportamento, bem difícil de ser explicado, torna-se compreensível se pensarmos que a função da afeição é aquela de proporcionar proteção ao perigo e, portanto, a de segurança, da busca do refúgio entre os braços, do pedido de ser tomado e erguido; essas são as reações mais úteis para a sobrevivência.[11] Isso nos sugere que também a criança, dominada por profundo estresse, busca a proteção de um adulto e, particularmente, um contato físico com ele. Fica, então, justificado abraçar-se o menino; a contradição entre punição e subseqüente reconforto pode ser resolvida a nível da comunicação, no sentido de que o pai pode carregar seu filho nos braços para ajudá-lo a aliviar a dor e, ao mesmo tempo, esclarecer com palavras que continuará mantendo sua posição inicial.[12]

O tocar, na terapia. As motivações pessoais e a empatia

Carl Rogers diz que o prazer experimentado por ele, ouvindo e sendo ouvido, é a origem de sua proposta de uma terapia baseada no ato de escutar e no de aceitar, pela empatia, quem pede ajuda.[13] Penso que na psicoterapia podemos aceitar a motivação ao trabalho com o corpo, que nasce do prazer pelo contato físico com outra pessoa. Se pensarmos em nossa experiência, no prazer que se experimenta com um jogo vigoroso, no passeio de braços dados com alguém, ou ficar de mãos dadas, se evocarmos de novo a emoção de sentirmos juntos nossa respiração e a de outrem ou a emoção que temos com o calor de um outro corpo, saberemos que nesse tipo de experiência estamos abordando uma de nossas partes mais profundas. Ao mesmo tempo, podemos nos lembrar da sensação de mal-estar provocada quando abraçamos alguém com quem não nos sentimos mais à vontade, ou a tristeza quando percebemos que mudou o contato que acabamos de receber de uma pessoa a quem amamos.

No contato com outra pessoa podemos sentir um calor que denota amizade ou amor, podemos ouvir a respiração dizendo: interesse, calma, bem-estar, meu coração bate por você. Podemos, mesmo, pressentir esta outra mensagem: estou desconfiado, incomodado, sinto medo, estou rejeitando você. Então, a separação e incerteza rapidamente vão se evidenciar na dor no corpo que não consegue sustentar-se direito, na rigidez das pernas e coluna. Os braços não conseguirão apertar, a mão não vai segurar com firmeza, e tudo isso provoca dor, tensão, aborrecimento, angústia.

Quando um terapeuta oferece a alguém o contato de que ele necessita, pode tornar-se uma parte dessa pessoa que está com ele, e pode acompanhá-la em sua estrada. Uma mulher que não falava da mãe, que havia sido encontrada morta certa manhã, quando ela ainda era adolescente, ao reviver a cena, deitada e coberta, pôs-se a gritar com medo de morrer e reviveu, em seguida, aquela terrível manhã de tantos anos atrás. Alguns meses mais tarde, teve uma sensação de frio, e colocou minhas mãos em seus cabelos e rosto, dizendo: "Quando eu era pequena minha mãe, depois de ter lavado a louça do almoço, costumava sentar-se e fumar um cigarro; eu trepava em seus joelhos, apoiava meu rosto na cavidade do pescoço dela e ficava, em paz, em seu colo". Aí, foi falando cada vez mais de sua mãe, segura de que havia existido amor entre ambas, e conseguiu enfrentar até a raiva que teve dela e o ciúme dos irmãos, sentimentos esses que tinham sido escondidos e cobertos pela morte.

Por que tocar, na terapia. Os objetivos

Além das considerações gerais que aconselham a introdução do contato e do abraço durante a terapia, existem também objetivos específicos que o contato permite alcançar.

Da tensão à emoção

Quando uma pessoa procura terapia ou mesmo no início de uma sessão qualquer, é evidente um certo mal-estar que ainda não significa a emoção bloqueada determinando o sofrimento. Como podemos passar da tensão à emoção? A emoção constitui-se, ao mesmo tempo, de diversos componentes: pensamentos, ativação do sistema nervoso autônomo, a ativação muscular e uma particular disposição para a ação.[14] Quando ficamos zangados, por exemplo, fazemos uma avaliação do ambiente e de nós mesmos; ao mesmo tempo, verificamos mudanças significativas na respiração e nos batimentos cardíacos, uma onda de calor pode atingir o rosto enquanto há contração muscular, dentes e boca se contraem ou se abrem em um grito. Pode ser que, em seguida, nos venha a necessidade de brigar, bater e berrar, como é possível que uma avaliação posterior da situação nos leve a controlar a raiva, mas, de qualquer forma, na raiva está implícita uma disposição para a ação agressiva.

Na vida social, muitas emoções agressivas ou de fraqueza, não conseguem manifestar-se de forma completa, e a inibição da ação, em condições de estresse, congela em nosso pensamento, nos músculos e nas secreções das nossas glândulas, uma lembrança e um mal-estar que não se apagam.[15] Dessa emoção, muitas vezes, não fica visível e perceptível ao terapeuta algo mais que o mal-estar do momento, a sensação de que alguma coisa não vai bem. O terapeuta biossistêmico trabalha com o paciente para que aflorem e se manifestem emoções não expressas e, por isso, explora e amplia o mal-estar em quaisquer de seus aspectos. A finalidade é que venha à tona a recordação verbal e visual e que surja logo a ativação visceral e muscular; enfim, que seja possível a ação até então inibida.

Podemos pensar que aquilo de que nos conscientizamos, mesmo de forma imprevista, signifique a construção e o resultado de uma série de processos ativados inconscientemente. Sabemos que as reações afetivas, tanto de felicidade como de ira ou vergonha, podem ser colocadas em movimento por meio de processos inconscientes sem que os conscientes sejam necessários. Quando falamos de processos inconscientes podemos estar nos referindo ao significado que pode ter havido, para nós, o comportamento de uma outra pessoa, o castigo de um pai, o olhar de ódio ou indiferença registrado na memória, mas não presente na consciência. Podemos nos referir, ainda, ao bloqueio da respiração, à tensão da pele ou à palidez do rosto, à rigidez ou relaxamento musculares. Pode-se pensar que os componentes da emoção estejam ligados, entre si, em um único esquema ou estrutura; que esteja presente, no início de uma sessão de terapia, tão-somente a tensão residual, que pode ser transformada em emoção quando se trabalha sobre qualquer um dos componentes. A ativação, mesmo que de um só deles, estende-se automaticamente a outros, aumentando a possibilidade de superação do limiar além do qual a emoção está presente e pode ser acionada.[16] Isso quer dizer que um gesto ou contato podem fazer aflorar uma recordação visual ou verbal, e uma recordação pode aumentar o batimento cardíaco e sufocar a respiração na garganta, e, enfim, uma mudança na respiração pode fazer emergir um pensamento. Isso significa que não podemos privilegiar nenhum dos componentes da emoção mas, pelo contrário, nós agimos sobre tudo o que conseguimos colher, sabendo que um pouco da informação mantida por nosso sistema nervoso torna-se, só em parte, acessível por meio da linguagem.[17] É experiência comum o fato de que recordações visuais, fantasias, uma canção associada a uma lembrança, cheiros ou sabores, posturas, gestos, tipos diferentes de contato, mudanças na respiração ou no batimento cardíaco, freqüentemente conseguem reproduzir maiores quantidades de emoções originalmente experimentadas em relação àquelas evocadas pelo simples relato das mesmas ocorrências.

Lucia

A possibilidade de entrar mais profundamente no mal-estar e no sofrimento por meio do contato e da pressão manifesta-se com Lucia (32 anos).

Estamos sentados frente a frente, sem nada nos separando e ela diz que está mal e que, quando está mal como agora, come demasiadamente e engorda. Fala de sua barriga e diz que sua tendência é entupi-la de comida, mas que não deseja isso. Sugiro que a encha de ar e que a empurre para fora. Então, estica a barriga e começa a contar sua gravidez, assumindo a posição de grávida enquanto eu, sempre sentado, coloco as mãos abertas sobre a barriga e empurro um pouco. Lucia continua falando e dizendo que a barriga está bem mesmo quando ela tem proveitosas relações sexuais, da mesma forma que ocorre quando come: depois que ela enche a barriga, fica quieta porque deve apenas digerir. Eu continuo mantendo as mãos onde estão e sugiro acentuar a sensação de a barriga estar cheia, de estar grávida: ela se deita sobre o divã, e eu, sentado a seu lado, aperto com as mãos enquanto ela mantém a barriga estendida para fora.

Lucia: "Quando me sinto bem, tenho a barriga chata e não inchada. Não me gosto quando minha barriga está inchada". Continuo a ajudar a focalização com as mãos e proponho, também, que a barriga faça um som. Ela começa a balbuciar "m-m-m-m" e diz que esse som é comovente, doce; seus olhos se umedecem mas ela se interrompe e pára. Convido-a a explorar mais o som e ela o repete comovendo-se e deixando cair lágrimas dos olhos. Pergunto se aquele som é feito, também, de palavra. Lucia diz "mamãe" e, em seguida, "Não, não pode ser". Diz que a barriga toma conta dela e sofre por ela, impede que emerja a outra parte, a do ventre achatado, aquela forte, que faz, que mexe etc. Continua dizendo que a barriga quer bem a ela e conta o

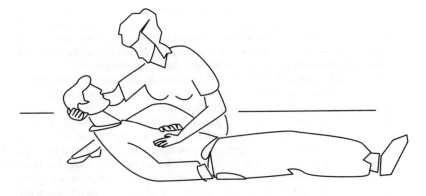

Figura 6.

fato de que ela foi aberta [subitamente sofre uma grave intervenção cirúrgica] o que, com esse sofrimento, permitiu que alguma coisa nela não se despedaçasse.

O aprofundamento da emoção

O contato e o abraço são fundamentais para acompanhar e intensificar a descarga, seja do simpático ou do parassimpático, quando a catarse oferece novas possibilidades que abram caminho para uma nova aprendizagem e uma mudança emotiva. Creio, de fato, que qualquer outro método de crescimento emotivo seja insuficiente se à sua base não estiver a catarse, que significa, também, aprendizagem emotiva e, portanto, pode determinar uma mudança de emoções.[18] Por exemplo, é importante um contato imóvel, um contraste, para intensificar as ações de fuga ou luta, ou a agitação motora (balançar a cabeça, movimentar a bacia fazendo-a subir). Assim, muitas vezes, somente brigando ou empurrando pessoas é possível chegar ao topo das manifestações de emoções. Nas emoções do parassimpático, pode ser necessário um contato imóvel e firme no tórax, pegar na mão, abraçar ou levar a mão à testa etc. A contenção com o abraço é não só a forma mais clara de comunicação do afeto e apoio, como age a nível físico possibilitando a experiência da força na rebelião ou fuga ou, então, facilitando o choro, porque sustenta o trabalho dos músculos e permite que as contrações do tipo convulsivo dos soluços cheguem ao máximo e se exauram através de ondas sucessivas.

Sustentar a carga de medo e de raiva

Umberto (37 anos), deitado de barriga para cima, diz estar se sentindo puxado em muitas partes; quando dois membros do grupo começam a puxá-lo pelos braços, diz sentir-se com água até a garganta, que sua mãe não vê com bons olhos a relação dele com determinada mulher e que menos satisfeito, ainda, está o pai. Enquanto fala, seguro sua garganta mas ele logo começa a oscilar com o corpo da direita para a esquerda. Então, mudo a mão de lugar para favorecer esse movimento. Finalmente, pára do lado esquerdo e põe-se a falar de uma imagem que ele chama de símbolo e que há muitos anos aparece em seus sonhos, constituído de um tronco oco que mantém presa uma serpente. Conta o que isso significa para ele, descreve uma terapia anterior e as interpretações dadas na ocasião, inclusive a que ele aceitou para si.

Enquanto fala, levanta a mão direita e a mantém no alto com o braço estendido. Digo-lhe que sua mão está levantada, e ele explica que o símbolo se aproxima e a mão serve para empurrá-lo. Proponho que uma de minhas mãos seja o símbolo que vem vindo e ele a comprime. Ele aceita, e quando sua mão não agüenta mais devido à pressão, ele diz que o símbolo se aproxima do rosto, a serpente o morde no pescoço, envolvendo-o com suas espirais. Aperto-lhe o pescoço com a mão direita enquanto outros membros do grupo o amassam e o apertam com os braços. Ele se agita cada vez com maior força e começa a golpear com o punho esquerdo o braço-serpente (com uma sovela, nos dirá, depois). Colocamos um travesseiro sobre o qual continua a golpear, e o grupo não só o sustenta, como o incita. Quando a agitação de todo o corpo chega ao máximo e Umberto une ao golpe o som profundo da garganta, nós o largamos e ele relaxa e se abandona, mantendo os olhos fechados, enquanto a respiração ofegante aos poucos se acalma. O símbolo distancia-se e ele se sente vazio e livre "como se estirado num prado".

A pressão constante esvazia o reservatório de lágrimas

Enquanto estamos de pé, um diante do outro, Daniela (32 anos) diz que, freqüentemente, tem a sensação de sufocar, que não pode usar nada que aperte seu pescoço, tipo essas malhas grandes de gola rolê, porque há um nó em sua garganta.

Quando aperto a garganta pelos lados do pescoço, diz sentir nela a mesma emoção de quando fica apaixonada, que o amor mora no buraquinho bem na base do pescoço. Aperto com os dedos o lugar, com doçura, e ela conta que o amor a fez sofrer demais.

Peço-lhe que tente afastar minha mão, mas ela não consegue; pelo contrário, com as suas, segura minha mão presa à garganta e a aperta, chora durante muito tempo, parando e voltando a chorar, mas sem soluçar. Quando cessa o choro, proponho-lhe que mantenha a mão que está tirando do lugar, mas ela não sabe como fazê-lo, nem o quer.

"Como eu faço, se o outro não quer?", pergunta. Usando a identificação, eu falo: "Sou a Daniela e, durante minha vida, sempre procurei reter o amor". "Isso mesmo, com meu marido. Quatro meses depois de nossa separação voltei a encontrá-lo e insisti pra que voltásssemos a nos relacionar. Supliquei e chorei, mas ele respondeu que estava tudo acabado."

Daniela continua a chorar, com a respiração cada vez mais intensa, com muitos soluços e lágrimas, fica se lembrando de quando era jovem e apaixonada, depois lembra-se da dor por causa do marido que se drogava e tentava drogá-la e, então, demonstra, através de palavras e caretas no rosto todo, seu atual desgosto por drogas. Ela não é clara a respeito de qual sentimento predominava antes de toda essa desgraça, mas em determinado momento, conclui: "Antes, havia o amor; depois, aconteceu o que aconteceu". Relembra as etapas de sua vida, a felicidade de quando engravidou e se casou. Durante todo o tempo, meus dedos apertam sua garganta e as mãos dela seguram a minha.

A vivência da reparação

O contato é um instrumento importante na fase final da sessão terapêutica, a vivência da reparação ou aprendizagem nova, isto é, aquela fase na qual o cliente, de várias maneiras, pode experimentar o que não lhe foi possível no passado ou em condições normais da vida atual, mas que já consegue possuir a potencialidade ou o desejo.

Posso abrir–me para a vida através do som

No decorrer de uma sessão, Emanuela fala do fato de que, em sua vida, nem se apóia nem se abandona; teme machucar-se e não chora há dois anos. "Tente se abandonar", digo, "espiche-se no chão", e diminuo a luz. Ela fica de barriga para cima, com minha mão e antebraço direitos que apertam seu estômago levemente. "Estou fechada", ela diz, "e ando me fechando cada vez mais." Encorajo-a a tentar o máximo com o corpo: então, ela coloca o braço esquerdo sobre os olhos fechados, fecha e aperta a boca, retesa as costas, fica assim por algum tempo e, então, diz: "Meu coração está pesado". De joelhos, começo a pressionar o coração dela, apoiando-me sobre ela com todo o meu peso. Ela diz: "Está muito pesado... mas eu consigo agüentar. Empurra mais, continua empurrando". Fico nessa posição durante alguns minutos e percebo a intensificação exata do batimento cardíaco e da respiração que se torna ofegante. Ela se lamenta, levanta as mãos lentamente, só que sem um objetivo determinado. De vez em quando, parece querer chorar, mas ela não se abandona às lágrimas. Diz: "Bem que meu coração não quer ficar fechado, ele quer é sair!". Afasta lentamente o peso de sobre o coração enquanto tento, ainda com um pouquinho de resistência e sem muito empenho, e minhas mãos podem tornar a apertar. Em seguida, ela fala: "Sei lá o que eu quero; não sei como pegar para mim o que quero porque, na verdade, nem sei mais do que gosto". Depois de uma pausa: "X (o homem com quem havia iniciado um relacionamento, ainda bem precário) me agrada e eu gostaria de aproveitar". Nesse instante, não agüenta mais nem o peso sobre o coração nem o fechamento, tira o braço que estava sobre os olhos, afasta minhas mãos, depois mexe o braço direito e faz uma massagem no peito. Feito isso, cruza de novo os braços e fala: "Não, não quero mesmo mais me fechar de jeito algum".

Pergunto: "Como você fará isso?". Ela me olha finalmente nos olhos, massageia sua boca e o maxilar, mexe costas e pernas. "A voz continua fechada", me diz. Proponho uma brincadeira com a voz, que ela tente uma voz diferente da usual, mais aguda ou mais velada, por exemplo. Imita a voz da "mulherzinha", isto é, aguda e petulante, e ri muito; aí, conta que deveria gritar para desbloquear a voz de uma vez, só que não dá conta. Continuo estimulando a brincadeira com a voz, imitando-a ou, mesmo, tomando iniciativas, e fico rindo com ela. Ela fala que pode gritar só se ficar em pé, me empurrando. Levantamo-nos e ela se põe a gritar, empurrando as minhas mãos, e eu vou gritando com ela. Depois faz isso cinco vezes: de boca aberta, olhos esbugalhados, berrando muito, olhando-me nos olhos e me empurrando da melhor maneira que consegue.

Notas bibliográficas

1. BOWLBY, J. *Attaccamento e perdita, v. I. L'attaccamento alla madre,* Boringhieri, 1972. STERN, Daniel. *Il mondo interpersonale del bambino.* Boringhieri, 1987.
2. BOADELLA, D. e LISS, J. *La psicoterapia del corpo. Le nuove frontiere tra corpo e mente.* Astrolabio, 1986.
3. TINBERGEN, N. e TINBERGEN, E. A. *Bambini autistici. Nuove speranze di cura.* Com dois ensaios de M. G. Welch e M. Zappella. Adelphi, 1989.
4. WELCH, M. *L'abbraccio che contiene. La tecnica dell'holding per eliminare conflitti, capricci e gelosie.* Red edizioni, 1991.
5. ZAPPELLA, M. *I bambini autistici, l'holding e la famiglia.* La Nuova Italia Scientifica, 1987.
6. ZAPPELLA, M. "L'autismo e il metodo etodinamico". *Psicobiettivo.* 1992 (XII), n. 2, pp. 55-64.
7. ZAPPELLA, M. *I bambini autistici, op. cit.*

8. TINBERGEN, N. e TINBERGEN, E. A., *op. cit.*
9. BOWLBY, J., *op. cit.*
10. BOADELLA, D. e LISS, J., *op. cit.*
11. BOWLBY, J., *op. cit.*
12. BOADELLA, D. e LISS, J., *op. cit.*
13. ROGERS, C. R. *Un modo di essere.* Martinelli, 1983.
14. FRIJDA, N. *Emozioni.* Il Mulino, 1990.
15. LABORIT, H. *L'inhibition de l'action. Biologie, physiologie, psycologie, sociologie.* Masson, 1981.
16. VAN DEN BERG, O. e EELEN, P. "Unconscious Processing and Emotions", *in* REDA, M. A., e MAHONEY, M. J. (eds.). *Cognitive Psycotherapies.* Ballinger, 1984.
17. MAHONEY, M. J. "La psicoterapia e la struttura delle rivoluzioni personali", *in* GUIDANO, V. F. e REDA, M. A. (org.), *Cognitivismo e psicoterapia.* Angeli, 1985, 2ª ed.
18. LISS, J. *Débloquez vos émotions.* Far-éditeur, 1988.

5. OLHAR, VOZ E CORPO.
ALGUMAS METODOLOGIAS DE CONTATO

Anna Maria Bertolucci

O significado do contato no processo evolutivo da criança

Vamos voltar ao período pré-natal e ao nascimento, momentos essenciais para o desenvolvimento psicofísico da criança.

O embrião, ainda bem pequeno, fica mergulhado na cavidade uterina, no líquido amniótico, sem nunca entrar em contato com as paredes do útero; e recebe uma levíssima estimulação tátil através do ligeiro movimento do próprio líquido amniótico. A respeito dessa "primeira mensagem" ao útero, assim se expressa Laeanti La Rosa: "Nessa primeira fase de vida intra-uterina, o embrião experimenta uma contínua e doce hidromassagem que, nem à noite se interrompe, quando a mamãe, dormindo, o embala ternamente com sua respiração rítmica e lenta".[1] A partir do segundo mês de gravidez, o embrião cresce mais rapidamente na cavidade uterina e a preenche completamente. Em torno do oitavo mês, a estimulação tátil não é mais produzida pela água, mas pelas macias paredes musculares do útero, e a hidromassagem transforma-se em profunda massagem rítmica e envolvente. "No decorrer do nono mês", diz Boadella, "os braços do útero que envolvem o bebê começam a experimentar os movimentos das contrações. As contrações têm a função de estimular a pele do bebê que, por sua vez, estimula sistemas do corpo, que ele precisará depois do nascimento, exatamente como os animais estimulam a pele de seus filhotes, lambendo-os. E ainda que não nos lembremos do último mês de gravidez, nossa pele se lembra."[2]

Agora, chegamos ao nascimento, à chegada ao mundo, que podemos descrever com Leboyer como "a mais extraordinária, a mais forte, a mais profunda de todas as aventuras da criança. Seu grito, nesse momento, nada mais é do que o apaixonado protesto pelo término de um prazer tão intenso".[3]

Parece-me importante partilhar das sugestões que o próprio Leboyer propõe para tornar menos traumática a separação do bebê do ventre materno: "é necessário, no nascimento, segurar a criança, massageando-a e prolongando, dessa forma, a sensação poderosa, lenta, ritmada, deixando-a morrer bem lentamente, evitando-se, assim, o rompimento brutal, origem de sofrimento e recusa. Para auxiliar os recém-nascidos a atravessar o deserto dos primeiros meses de vida, para que eles não provem mais a angústia de sentir-se isolados e perdidos, é necessário que lhes falemos ao corpo, é preciso que falemos com a pele deles, que sente a mesma fome e sede que a barriga".[4] Em outras palavras, carregar, mimar, acariciar, acolher e massagear significa nutrir os bebês, e isso é tão indispensável como dar-lhes vitaminas e sais minerais.

Prosseguindo na análise da importância do contato ao ser humano, é oportuno remontarmos à ligação da criança com a mãe, no comportamento afetivo. "Na criança", sublinha Bowlby, "existe uma tendência inata de manter-se em contato com um ser humano e ligar-se a ele. Nesse sentido, um outro objeto é necessário, além da comida."[5] E ainda Bowlby, em seus históricos experimentos com filhotes lactantes de macacos: "nas espécies mais evoluídas, o gorila e o ser humano, o filhote continua a *agarrar-se*, mas não tem força suficiente para manter-se nessa posição por longo tempo e, em conseqüência, por alguns meses, é a mãe que o mantém próximo a ela, a aproximação é realizada pela ação da mãe; de qualquer forma, ambos se mantêm reciprocamente *juntos um do outro*. Apenas nas sociedades humanas economicamente mais desenvolvidas e, também, nas sociedades ocidentais, durante várias horas por dia e, freqüentemente, também à noite, os recém-nascidos geralmente não permanecem em contato direto com a mãe".[6] Também Spitz mostra-se extremamente sensível à necessidade de contato, e deplora o fato de que "no mundo ocidental o contato de pele entre a mãe e a criança se tenha, progressiva e artificiosamente, reduzido à negação da importância das relações entre a mãe e a criança".[7]

De fato, é essencial considerar a interação mãe-criança durante os períodos em que esta se alimenta e adormece. A alimentação constitui um momento fundamental do processo de desenvolvimento psicofísico da criança. Como salienta Klein, falando da primeira relação com objetos da criança, "sob o predomínio dos impulsos orais, o seio é percebido como a fonte de nutrição e, portanto, em sentido mais amplo, da própria vida. Muitos fatores influenciam a capacidade de o bebê aceitar o leite com alegria e considerar o seio agradável, ou a capacidade da mãe de nutrir adequadamente e receber muito alegremente seu filho, ou a presença, nela, de angústias ou dificuldades psicológicas ligadas ao aleitamento.[8] Para o recém-nascido, estar grudado ao seio é um processo receptivo ativo, capaz de determinar as bases do *contato* e do fim desse contato no decorrer da vida. "Os períodos de imersão no fluxo do leite e no contato com o seio alternam-se a períodos de vigília, de contato geral em que a criança é segurada ao colo da mãe, que são, da mesma forma, fundamentais para o desenvolvimento de um bem estabelecido sentido de si."[9]

Nessa fase da evolução é importante *abraçar* a criança para conter suas sensações de angústia e perda ao chorar, e favorecer o fluxo desse choro que pode ser causado por fatores diversificados; o abraço, de fato, auxilia o mecanismo muscular da respiração. Dessa forma, a criança experimenta novo tipo de contato com a mãe ou a figura do pai: "esse é um contato envolvente e cheio de vigor, e a estimulação sensorial da pele e da musculatura produz efeito imediato vivificante".[10] Assim, torna-se possível estimular na criança uma sensação de confiança e proteção em seu ambiente familiar, fatores essenciais aos seus primeiros anos de vida, quando ela experimenta o "conflito inato entre amor e ódio, entre a capacidade de ter impulsos destrutivos e amorosos".[11]

Outro período importante na vida da criança é o adormecer.

Nessa fase, que precede o sono, é importante que a mãe dedique a seu filho certo espaço de tempo que seja único, um tempo só para ele, sem nenhum outro tipo de estímulo (como as várias atividades domésticas). Muitas vezes, o bebê adormece em seu berço, sozinho, para não ficar viciado, como se costuma afirmar; dão-se a tais hábitos as seguintes explicações: "Ele deve aprender a adormecer sozinho!". É claro que ele vai aprender, mas, dessa forma, o estaremos privando da *nutrição* que poderia receber pelo contato e proximidade do corpo da mãe, por sua respiração, por sua voz.

Contato visual

Estar diante de uma pessoa é criar um contato visual, uma sensação de reconhecimento recíproco. Colocar-se em contato com o outro, através do olhar, significa certa criação de proximidade com a pessoa.

O contato dos olhos entre terapeuta e paciente pede que este último coloque em contato a sua "excitação energética orgânica com a dos outros. A maioria das pessoas não percebe, realmente, a causa da própria couraça. Tais pessoas não colhem a luminosidade da vida, o que vale dizer, a sua luminosidade orgânica, sua pulsão e, portanto, sua poesia, música e beleza".[12]

Para que isso possa ocorrer, é importante "estender-se com toda sua própria vitalidade para contatar e fazer acordar a vitalidade bloqueada do paciente".[13]

O trabalho sobre o contato visual e o contato junto à voz, na integração entre linguagem e percepção das emoções constitui, na biossistêmica, o trabalho terapêutico do *facing* (estar de frente). Por esse método, o terapeuta pode imitar as expressões faciais e o tom de voz do paciente. Além disso, pode bancar o *espelho* do paciente. Por exemplo, quando o paciente fala de si com as mãos para trás, o terapeuta coloca-se em idêntica posição; quando o paciente põe a mão sobre o peito e inclina a cabeça ligeiramente para a frente, o terapeuta se ajeita do mesmo modo, de forma a estar *com o paciente* e harmonizar a experiência de ambos.

O contato visual como método na terapia biossistêmica

B.C.

B.C., mulher de 27 anos com distúrbios depressivos. Por cerca de sete anos, mantém uma relação com um homem casado. Vive com os pais, mas sempre teve dificuldades na convivência com a mãe.

Nas primeiras sessões, considerei útil usar, durante grande parte do tempo terapêutico, o método do *facing*. Estávamos uma diante da outra: pus-me em posição para ouvi-la, endireitando meu busto e meus olhos, para que encontrassem os seus. Depois da primeira seqüência de frases, propus: "Agora bem que poderíamos, se você quiser, respirar lenta e profundamente". A paciente continuou descrevendo seu mal-estar, olhando-me nos olhos e tocando, no próprio corpo, as partes em questão: "Estou mal, meu estômago está se fechando, nem como mais. Alguns anos atrás, eu tinha um noivo, quem sabe, tive um... trauma (a palavra é pronunciada de forma pouco compreensível). Eu não sentia prazer quando tínhamos relações... mas sabe como é, eu era jovem, ele foi meu primeiro namorado...". Mantive meu olhar no dela, até que explodiram-lhe lágrimas dos olhos. B. sempre considerou o choro um hábito pouco aceitável e tentava detê-lo, dizendo: "Costumo chorar demais, estou sempre chorando. Eu gostaria mesmo de sair daqui e fazer um passeio, em vez de ficar chorando".

Considerei importante que suas emoções tão fortes, e tão pouco contidas, estivessem saindo para fora: a incerteza sobre seu relacionamento amoroso, a angústia e o medo de adoecer gravemente "dos nervos".

Aquele contato em espaço e tempo só dela permitiu-lhe *ver* até no fundo de seu choro, e aceitar seu sofrimento, ao término da descarga emotiva, com uma visão e percepção construtiva do futuro.

No final da terapia, B. conseguia fixar-me com seus grandes olhos azuis em que se notava luminosidade e beleza, junto de um sorriso alegre e visceral. Nas últimas sessões, ela respirava de maneira profunda, abrindo e fechando os olhos, movendo amplamente braços e pernas, e expressou-se assim: "Estou esquiando num grande campo todo cheio de neve! Não era de hoje que eu queria ir a um lugar desses!".

Contato da voz

A capacidade de falar é uma das características-chave do ser humano. Leopold Stein sugeriu que "a capacidade da palavra provém de uma combinação de movimentos de sucção e de sons expirados".[14]

A esse propósito, Francis Mott afirma: "As cavidades orais e nasais equivalem às cavidades cerebrais. Parece-me que a própria origem da voz derive da coluna vertebral, em que ondas do pensamento movem-se com ritmos que as ondas sonoras da voz tentam imitar".[15] Dessa forma, Mott integra os movimentos da coluna vertebral, os sons da voz e os pensamentos: possuímos uma síntese impressionante entre corpo e mente.

Para Boadella: "A forma de como construímos os sons da comunicação significa, também, uma função do desenvolvimento do *contato*. Para poder falar, expressiva e articuladamente, deve existir um ritmo coordenado entre os órgãos da palavra e a respiração. A coluna de ar ressoa no tórax, garganta e cavidade da cabeça. Se qualquer uma delas bloquear-se, interrompe-se o livre fluir da voz e, daí, resulta uma espécie de inibição vocal".[16]

Um exemplo para deixar isso mais claro: posso precisar dizer a alguns companheiros: "Vocês me causam nojo, não suporto mais o jeito de vocês agirem!", mas não consigo, de maneira alguma, expressar um conteúdo desse tipo. De fato, é mais importante, em minha cabeça, um outro pensamento: "Mantenha-se calma, não fique sentindo raiva e antipatia pelos outros e, principalmente, não o diga!". Esse temor pode ser obstáculo à minha respiração, a ponto de dificultar ou impossibilitar a articulação de minha linguagem.

Por esse motivo, é importante definir o valor da linguagem na terapia biossistêmica. É interessante percebermos, nela, idêntico princípio encontrado na *Gestalt*: "O emprego exato da linguagem pode ser um dos caminhos para a liberação".[17]

A linguagem é utilizada de maneira exata quando consegue trazer à tona emoções que conseguimos encarar pela primeira vez. Quando cada sensação é significativa, e quando todos os significados são sentidos de forma plena, parte-se a cadeia neurótica que separa o corpo da mente, e intrapola a parte interna em relação à externa. A esse propósito, Pierrakos escreveu: "A voz expressa ou bloqueia os movimentos vibratórios provenientes do núcleo central do organismo. Os movimentos pulsatórios da vida, dos quais o campo energético é uma expressão, combinam-se com os movimentos físicos do corpo em um único funcionamento. Pode-se dizer que a capacidade de expressão de toda a gama das próprias emoções, de forma *vocal*, além da verbal, signifique uma medida do grau de saúde".[18]

Expressar nossas emoções é também ouvir e acolher vozes e movimentos internos e externos de nosso corpo: os ruídos das vísceras, o batimento cardíaco, o tremor nas pernas, o zumbido na cabeça; é deixar que tudo isso se encarne em determinado som (por exemplo, brrrrr, ummm, grr) que pode assemelhar-se a uma lamentação, a um berro ou protesto que, sucessivamente, conseguimos traduzir em uma palavra ou frase (que ódio! naaão! estou com medo! estou sufocando!).

Nos âmbitos do processo terapêutico, é possível deixar sair, das próprias vísceras, a raiva, que pode ser expressa através de som semelhante a um rugido ou grunhido; após o som, surge a palavra, a frase que externa aquele tipo de emoção (por exemplo: "Te odeeeio!"). Descobrimos, pois, todas as nossas capacidades vocais, as mais antigas vozes, as mais primitivas, tudo enterrado, em nós, com nossas emoções.

O contato da voz como método na terapia biossistêmica

R.M.

R.M., moça de 25 anos. Dificuldade de aceitação do próprio corpo. Mora com a mãe e a tia paterna, com as quais tem problemas de relacionamento.

Depois de alguns meses de trabalho biossistêmico, sua voz ainda parecia submersa por frases bem construídas que descreviam, de maneira contida e educada, a situação difícil na relação com a mãe e a tia. Era freqüente R. falar o seguinte: "Elas me impedem de estudar, estão sempre pedindo que as ajude e eu não posso fazer minhas próprias coisas; afinal, tenho de estudar". Tudo isso, intercalado sempre dos tais "ufa!" que, absolutamente, não descompunham o tom da voz, a expressão, a cor do rosto, a forma da boca bem desenhada pela maquiagem deslumbrante. Por esse motivo, resolvi avançar, no decorrer da terapia, com provocações ou identificações nas quais estimulei sua voz e a da mãe, no jogo de papéis (método *Gestalt*).

Representei os pesos que ela carregava (a mãe, a tia) com um tom que parecia um lamento dominante em relação à sua voz. Isso durou até que R. conseguiu liberar sua voz e falar mais alto que eu.

Terapeuta (*no papel da mãe que resmunga, pega-a pela mão e a empurra para baixo*): "Você não percebe que não agüento mais fazer tudo? Precisamos ir à farmácia para sua tia e comprar algumas coisas para seu pai?".

Paciente (*com voz lamentosa e parecida com a da mãe*): "Hoje eu não posso".

Terapeuta (*empurrando-a ainda mais para baixo e aumentando o resmungo*): "Nesta casa, as coisas vão mal... ando cansada, não estou mais dando conta de fazer tudo sozinha".

Paciente (*querendo interromper, com movimentos de todo o corpo, a pressão que a mãe faz, para baixo*): "Já falei que hoje não dá pra eu fazer o que você está me pedindo porque já me programei e vou estudar".

Outras vezes, fiz o papel da mãe que pedia, de forma imperativa, que a filha fizesse essa ou aquela coisa, para a casa, ou para a família.

Terapeuta (*usando o método da provocação, no papel da mãe malvada, com o tom de voz elevado, seco e direto*): "Hoje, em vez de ficar perdendo tempo pelas ruas, você devia ir ao supermercado fazer as compras e chamar alguém para consertar a porta de entrada. Não dá mais pra gente ficar aqui com a porta aberta!".

Paciente: "Não posso, tenho de ir ao centro resolver um problema e, depois, preciso estudar" (*com um tom mais baixo que o da mãe, quase se lamentando*).

Terapeuta: (*ainda com a voz autoritária e aumentando do tom*): "Estudar! Estudar! Você estuda a vida toda e onde estão os resultados? Na sua idade, e nós aqui, mantendo você até hoje!".

Paciente: "Mas, de fato... o que eu quero, o mais rápido possível, é acabar os estudos e prestar os exames que ainda me faltam!".

Continuei com algumas provocações da "mãe malvada" que a desencoraja quanto aos exames e não aprova suas responsabilidades fora de casa, até que R. desabafou, com tom de voz bem alto, a frase seguinte: "Já chega, eu quero me ocupar comigo e com minhas coisas!". Dessa vez, as palavras saíram não só da boca, mas do corpo inteiro de R. (dos olhos, movimentos dos braços, mãos, pernas). Era uma voz interna que respondia, pelo tom e pela determinação, a uma emoção: a raiva. O lamento de R. em relação a sua convivência com a mãe e a tia transformou-se numa forma bem mais clara e incisiva de se comunicar com elas.

Como exemplo, enquanto se imaginava estar conversando com a mãe, R. disse: "Eu quero mesmo é que você fique na minha frente e me olhe, quando a gente precisa falar alguma coisa; estou ficando incomodada por vê-la atarefada com tudo, enquanto conversa comigo!". Essa mensagem foi realmente proposta por R. à sua mãe, até obter um diálogo construtivo que incidiu na relação interpessoal.

Como resultado, R. começou a proteger seu espaço psicofísico e sua autonomia em relação à família por meio da força da voz e da determinação de suas direções de comportamento. Por exemplo: R., simulando estar diante da tia que lhe pede favores enquanto ela está no quarto estudando, responde: "Agora não dá. Agora vou continuar meu programa de estudo por causa daquele exame que vou fazer em fevereiro. Para mim, isso é o que interessa".

Contato de todo o corpo

As crianças aprendem a conhecer a qualidade dos objetos colocando-os na boca, usando a modalidade sensorial do paladar; *aprendem*, pois, *tocando*. A relação íntima entre tocar e conhecer levanta uma questão que é relativamente importante para a terapia: é, realmente, possível conhecer uma pessoa sem tocá-la? Tocando o corpo do paciente, o terapeuta consegue sentir muitas de suas coisas: os músculos retesos ou moles, a pele seca, a vitalidade dos tecidos. Tocando-o, pode transmitir-lhe a idéia de que o sente e o aceita como ser corporal e a idéia de que o toque é uma maneira natural de estabelecer contato. Para o terapeuta biossistêmico, essa é uma modalidade primária de se relacionar com o paciente.

O contato do terapeuta pode ser de vários tipos, relacionados às fases da terapia e ao tipo de resposta útil ao paciente:

- o contato, na parte do corpo que o paciente indica por palavras e gestos, como a possuidora de uma tensão (por exemplo, as costas). Essa é uma tomada de contato *imóvel* e *definida* com o corpo do paciente;
- uma *massagem doce* para estimular uma fase de relaxamento, de abandono, de confiança, o que vai predispor o paciente a uma abertura do eu interior. O resultado: "Agora, sinto-me bem, relaxado. Consigo contar os sonhos tenebrosos, os meus pesadelos, porque você está perto de mim" (Fig. 7);
- uma *massagem ativa* e *que faz despertar* para reativar o corpo depois de uma fase de trabalho no parassimpático. Resultado: o paciente, com movimentos vigorosos de todo o corpo, associados a uma respiração ampla, exprime-se assim: "Estou sentindo necessidade de caminhar, pular, rolar na grama de um grande prado.".

O contato do corpo como método na terapia biossistêmica

A.B.

A.B., mulher de 36 anos com distúrbios depressivos, tratada farmacologicamente desde a idade de vinte anos. Casada, vive com o marido na família de origem, com a qual demonstra dificuldades de relacionamento.

Figura 7.

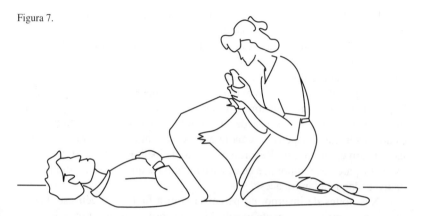

No início da sessão, seu corpo parece privado de mobilidade, como se ela fosse um frágil manequim, que responde mecanicamente às indicações do outro. A isso acrescenta-se o rosto pálido, contraído e um baixo tom de voz.

Começo o trabalho de pé, facilitando a respiração; depois, lentamente, *massageio-lhe* as costas, os braços e as pernas com um vigor gradativo. Seu corpo vai se movimentando como um automóvel que precisa esquentar: posso perceber uma voz e um suspiro mais interiores, ainda que sua respiração tenha aumentado.

Em seguida, colocando uma das mãos na parte alta do peito, a paciente diz: "Sinto um peso aqui". Dou prosseguimento com um contato imóvel mas que pressiona, com minhas mãos, a parte indicada do corpo: isso cria para ela uma "sensação de sufocamento", o que lhe permite reviver "os pesos" da família.

A sessão provoca a reativação da respiração que estava bloqueada, o surgimento da voz e, em seguida, uma frase relativa aos familiares: "Não agüento mais ficar seguindo o mal-estar de todos aqui; vocês me fazem ficar sem ar!".

Em outra sessão, a paciente descreve seus problemas familiares salientando os relativos aos pais. A. logo está chorando, e diz: "Nem sei o que mais pensar da minha família, acho que estão todos contra mim e não me suportam mais. Eles querem que eu saia de casa o quanto antes!". Continua a falar dos pais, chorando e pousando a mão sobre a parte alta do peito. Eu ajudo esse contato com minha mão, o que estimula uma respiração mais profunda. Depois, fazendo o papel dos pais dela (método *Gestalt*) que, atualmente, querem-na fora de casa, empurro minha paciente para trás e digo-lhe: "Passamos a vida inteira nos sacrificando por você! Podemos saber quando é que a sua casa fica pronta, quanto falta para você ir embora?". Depois das primeiras respostas aproximativas, prossigo no papel dos pais que a recusam e a "prendem", entrelaçando minhas mãos às suas e empurrando-a para trás, até que A., empurrando-me de volta, com força (dirigindo-se aos pais), diz: "Odeio vocês, nem quero mais o bem de vocês, não sei mais o que fazer de vocês! Pra mim, chega!".

Um contato simbólico e criativo: a história

Um jeito de o pai ou o educador na escola se comunicar com a criança é por meio da história: "A história, entre as muitas linguagens usadas para a comunicação, é a única capaz de transformar a maravilha em palavra, e a palavra em fonte de nova maravilha. Respeita com harmonia o estilo da narração e é adequada a qualquer auditório".[19]

Tempos atrás, eram os avós que, na família, desenvolviam esse papel tão importante, o de contar histórias. É só eu falar em vovô e vovó que vêm à minha mente imagens e sensações de intimidade e calor; na minha memória estão os sons, as imagens de uma lareira acesa, um calor natural externo ao lado de um calor interior. Recordo o contato de joelhos e uma voz que contava; a voz parecia atemporal, e eu ouvia e imaginava que viessem, sei lá eu que dádivas, daquela lareira acesa.

Nas noites de inverno, eu percorria com a fantasia o céu estrelado e, quem sabe, eram exatamente aqueles os meus primeiros incentivos em direção a vôos infinitos da fantasia e em direção ao nascimento de um sentimento poético da vida. Essas imagens e esse contato acabam ficando em nossa memória de adultos como reservatórios de energia. Como diz Abbele: "A imaginação é poder da mente que se expressa com a capacidade de evocar imagens de fora do tempo e do espaço, mas, sobretudo, de cima dos mecanismos perceptivos".[20]

Em minhas lembranças não permanecem apenas nomes, cenas e personagens das histórias, mas, também, o contato, a proximidade que me transmitia a vovó enquanto contava uma história. Lembro-me de minhas posições enquanto ouvia: eu ficava sobre os joelhos dela, encostada a seu peito e podia sentir o contato do tecido liso do seu vestido escuro, que cheirava a limpeza e austeridade.

Consigo distinguir, até hoje, o ritmo lento de sua voz que, às vezes, me parecia um sussurro na noite, e em outras, uma exclamação engraçada em relação às várias personagens da história que ela estava contando.

Naquele cômodo da casa, havia uma intimidade única, um silêncio que permitia às personagens descerem da chaminé ou do teto, de onde eu podia vê-las chegando: era dessa forma que, nem eu, nem vovó, nos sentíamos sozinhas.

Lembro-me que sobre o móvel da cozinha havia um grande e redondo despertador que pertencia a vovó, com números enormes num fundo branco; ela o pegava para levá-lo a seu quarto e me anunciava que estava na hora de ir para a cama. Meu momento mágico chegava ao fim e eu me preparava para ir dormir. Hoje, é importante redescobrir o hábito antigo de contar histórias às crianças. A psicologia, em particular a psicanálise, descobriu que "o imaginário enriquece o mecanismo das projeções, porque resolve tensões e pulsões reprimidas e estimula a criatividade".[21] Mesmo confirmando o grande valor do imaginário, não deixo de perguntar-me o quanto e como seja possível fantasiar no mundo moderno. Durand afirma que "o homem moderno está rigorosamente submetido ao culto das objetivações e, por isso, relegou a fantasia a um contexto lúdico bem controlado pela vigilância da consciência".[22]

Minhas recordações de infância remetem-me há mais de trinta anos. Na época, as condições de vida das pessoas eram diferentes das de hoje: para mim era comum à noite, depois do jantar, sentar-me a uma mesa para desenhar e colorir com meus lápis de madeira ou para ler as histórias simples que eram as de que mais gostava em meus livros. Meu espaço e meu tempo não eram influenciados pela televisão, jogos de computador ou outros estímulos externos.

No entanto, também as crianças de hoje, chamadas filhas da idade tecnológica, têm necessidade de sonhar: talvez expressem isso naquele jeito de se grudarem à televisão o tempo todo: pela manhã, durante o almoço enquanto fazem a refeição, à noite, depois do jantar e antes de dormir. Há alguém que lhes conte o que a televisão conta? Existem uma mãe, um pai, um avô que estejam tão presentes quanto a televisão? A televisão responde a todos os pedidos; não há necessidade de que as crianças emitam sons vocais ou palavras para obter respostas: elas estão sempre lá, prontas para serem usadas. Assim, a criança incorpora aquele fluxo de imagens e teorias reais vindas de um seio onipotente e sempre presente; só que esse seio lhe é um objeto estranho. É verdade que a criança consegue responder às mensagens provenientes desse meio de comunicação; pode rir e, até, comover-se quando assiste às cenas das histórias transimitidas, mas, no caso, falta a raiz da criatividade, isto é, a imaginação. De fato, as personagens aparecem já construídas; quando se tratam de desenhos animados, tudo já vem bem desenhado; os atores de um filme sempre aparecem já vestidos, só que não vestem a "roupa" que teria sido fruto da potencialidade imaginativa da criança. As roupas já foram perfeitamente imaginadas por outros que não ela.

Hoje, mais do que nunca, a criança tem necessidade da presença do adulto, já que as imagens artificiais demais o distanciam dele. Tem necessidade de ver, de frente, o rosto da mãe, do pai, ou de pessoas significativas para ela: pode redescobrir o prazer do contato com seus olhos e seu sorriso, e pode dirigir seu olhar em direção a imagens reais. A criança sente necessidade de ouvir a voz do adulto que conta, que fala à mente dela e a seu coração: pode ficar sobre a cama, perto de um adulto, sobre seus joelhos ou, simplesmente, acocorada numa poltrona para ouvir a história que tem para contar.

Tudo isso é possível com a plena disponibilidade e acolhimento dos pais ou de quem a educa: assim, a criança pode aprender a beleza de ouvir. As palavras da história possuem o poder de alimentar suas imagens internas; o outro transforma-se, no sentido bom da palavra, em seu recipiente, o objeto de suas transferências emocionais (medos, angústia, alegria, raiva). A criança pode enriquecer a história, mudá-la, inserindo-se como ouvinte ativo e artífice de sua evolução imaginativa. Além disso, nesse encontro maravilhoso com a criança, seja o pai, seja o educador, eles podem redescobrir as próprias capacidades de fantasia, apreciando-lhes o valor. A criança e o adulto dão início à sua viagem para matarem a sede na fonte da imaginação.

Notas bibliográficas

1. Laeanti La Rosa, G. *Il massaggio antistress*. Musumeci Editore, 1989, p. 32.
2. Boadella, D. *Biosintesi*. Astrolabio, 1987, p. 41.
3. Laeanti La Rosa, G., *op. cit.*, p. 34.
4. *Idem, ibidem*.
5. Bowlby, J. *Per una nascita senza violenza*. Bompiani, 1975, p. 120.
6. Bowlby, J. *Attaccamento e perdita*. Boringhieri, 1979, p. 220.
7. Spitz, R. A. *No and Yes*. International Universities Press, 1957, p. 124.
8. Klein, M. *Invidia e gratitudine*. Martinelli, 1969, p. 13.
9. Boadella, D., *op. cit.*, p. 61.
10. Liss, J. *Psicoterapia del corpo*. Astrolabio, 1986, p. 149.
11. Klein, M., *op. cit.*, 1987, p. 128.
12. Boadella, D., *op. cit.*, p. 128.
13. *Idem, ibidem*, p. 128.
14. *Idem, ibidem*, p. 131.
15. *Idem, ibidem*, p. 132.
16. *Idem, ibidem*, p. 134.
17. *Idem, ibidem*, p. 136.
18. *Idem, ibidem*, p. 139.
19. Morino Abbelle, F. *L'arte di immaginare*. Riza, 1987, p. 105.
20. *Idem, ibidem*, p. 131.
21. *Idem, ibidem*, p. 100.
22. *Idem, ibidem*, p. 99.

6. NÃO SOU O ÚNICO A SOFRER: OS MÉTODOS DE GRUPO NA TERAPIA BIOSSISTÊMICA

Jerome Liss

Quando um grupo começa: "Serei aceito? Conseguirei falar de mim mesmo?"

Cada pessoa que chega a um grupo novo está ansiosa: "Serei aceita?". "O fato de eu ter tantos problemas e de estar precisando de um terapeuta significa que eu seja doida, doente, ou mesmo medíocre e banal?". "Conseguirei falar de mim mesma?". "Será que os outros vão rir de mim e não vão me levar a sério?".

Um dos problemas do terapeuta é entender o quanto de estresse emotivo os membros do grupo podem agüentar. Se o estresse for muito intenso, as pessoas se sentirão bloqueadas pelo medo e pela inibição. É por esse motivo que, freqüentemente, estarei perguntando, depois de ter indicado as *normas fundamentais de segurança*, se o grupo prefere usar essa ansiedade inicial como base de um trabalho psicológico, ou se prefere estabelecer contato e confiança maiores uns entre os outros, antes de emergir num mar de emoções.

Quebrar o gelo. Como consigo conhecê-lo?

Se a resposta é o desejo de um contato preliminar com os demais membros do grupo, apresento alguns exercícios nos quais se estabelece o contato dos olhares e mãos, acompanhado por breves períodos de verbalização.

"Enquanto vocês seguram as mãos do companheiro e se olham nos olhos, um de vocês, o companheiro A, pode perguntar ao companheiro B o que desejar saber: Onde e com quem você vive? Como você se sente quando acorda, de manhã? O que vocês quiserem saber. O companheiro B deve ser estimulado a exaurir-se nas respostas, porém, é claro, tem todo o direito de dizer "Não, prefiro não comentar essa questão".

A fase de preparação pela troca verbal poderia ser seguida por exercícios biossistêmicos que compreendem massagens, jogos de movimentos, imitação dos gestos dos outros, empurrões de mão contra mão, braços contra costas ou costas contra costas (para catalisar a forte componente simpática do sistema nervoso autônomo), e assim por diante. O contato físico, quando entrelaçado por troca verbal, quebra o gelo e ajuda a criar uma comunicação que gera confiança. A combinação do contato físico e contato verbal, sem a exclusão de um deles, representa a atitude da biossistêmica. Uma vez estabelecidos tais contatos, que visam a criação de um clima emocional, "estamos todos no mesmo barco", pede-se a cada membro que explicite o motivo de estar participando do grupo.

O contato cria confiança e confidência. Depois disso, quando se segue um esclarecimento acerca dos objetivos de cada um, tem-se a criação de um repositório de confiança (a relação positiva) em que as emoções podem ficar e não serem largadas sem qualquer controle. Em outras palavras, *uma relação de confiança com o outro, ao lado da confiança em si mesmo, age como as margens de um rio, que guiam o movimento fluido das emoções e impedem que a ansiedade o deixe transbordar.*

Criar uma ponte visual entre a situação terapêutica e a vida em casa

Examinemos outra alternativa: os membros do grupo querem usar suas ansiedades como estímulo para explorar os próprios problemas pessoais. O grupo dispõe-se em círculo.

O diretor sugere: "Se cada um de nós fechar os olhos e imaginar uma cena de seu dia-a-dia, pode começar a entender sozinho a razão pela qual veio para cá. Imaginemos estar ao fim de um dia de trabalho, entre as 18 e 19 horas, ou à hora em que costumamos voltar para casa. Olhem para onde vivem" (*Nota*: evocar uma imagem visual familiar aumenta a capacidade tanto de ver a imagem de olhos fechados, como a de senti-la como se fosse real). "Olhem o edifício, pensem no apartamento onde vocês vivem e em tudo que há dentro dele, objetos, móveis, paredes, luzes e, principalmente, as pessoas que convivem com vocês lá, ou imaginem-se sozinhos, caso morem sozinhos". (*Nota*: isso ajuda a estabelecer uma relação entre o problema que a pessoa quer enfrentar e sua situação de vida cotidiana).

Pensem: "*Esta é a vida que eu criei, deixei minha família de origem cheia de esperanças, e tudo que ocorre em meu apartamento representa o resultado de meus esforços para criar minha vida pessoal. O que sinto a respeito de minha vida lá em casa? Quem mora comigo? Como é o nosso relacionamento? E, se estou sozinho, o que sinto em relação a mim mesmo?*". Isso dramatiza ou condensa o significado da própria casa, colocando em relevo a passagem da família de origem à família atual.

O conceito de que fomos nós os criadores da vida que temos em casa serve para que preparemos a idéia de responsabilidade que, mais tarde, será necessária em nosso ambiente de trabalho. Em outras palavras, o antídoto para a situação de vítima passiva, "Me aprontaram essa!", cuja causa remonta a traumatismos de infância, requer o conceito de responsabilidade e de uma nova atitude adulta: "Posso não só influenciar, como criar efetivamente minha vida atual de adulto, mesmo me sentindo tão impotente quanto um menino".

Nessa fase preparatória, usando imagens da vida cotidiana, o terapeuta ajuda a pessoa a individualizar os aspectos da situação em sua casa, que estão conectados a seu problema.

Intensificação das experiências corporais

Num segundo tipo de preparação, o terapeuta intensifica a experiência corporal dos membros do grupo e faz emergir a carga de emoções que nascem de suas experiências de mal-estar. Na primeira fase, o canal (ou função) da *imaginação* nos leva à essência do problema; na segunda fase, a intensificação das experiências corporais torna-se "a estrada-mestra em direção à inconsciência".

Intensificando o impulso corporal

Processo terapêutico	Comentários
Terapeuta: *"Assumam uma posição em que vocês possam se perceber perfeitamente cientes de como estão se sentindo".*	O objetivo é que os membros do grupo se concentrem em seu estado interior. Começar com as sensações do corpo ajuda a fazer, de tais sensações, o objeto principal da atenção. A seguir, a atenção voltada para as imagens (o canal visual) e aos pensamentos verbalizados (canal auditivo).
Observem as sensações de vocês: rosto, pescoço, costas, braços, peito, parte superior da espinha, coxas, barriga das pernas, pés, todas as partes do corpos de vocês. Fiquem conscientes, especialmente das sensações no ventre e no peito que são, geralmente, as partes mais sensíveis, ou seja, as que mais se ressentem das condições de espírito.	Dar nome a cada parte do corpo, falando com um *ritmo regular*, ajuda os membros a dar início a essa viagem interna.
Façam um pequeno movimento que aumente ligeiramente a respiração. (Nota:	Respirar mais profundamente serve para o desenvolvimento de diversas funções:

o diretor mostra ao grupo quais são eles: com as costas, a espinha dorsal, tórax etc.). Observem se há uma ligação entre a parte do corpo por onde vocês respiram e aquela na qual vocês experimentam as sensações.

Vamos trabalhar as sensações mais desagradáveis: preocupações, tensões ou medo. Em seguida, as sensações de força e confiança.

Vocês conseguem perceber onde se sentem vulneráveis? Seria possível aumentar essa sensação por meio de contrações musculares, mudando de posição ou bloqueando a respiração? Paradoxalmente, queremos experimentar nosso mal-estar ou medo para entender melhor a sensação e conseguir controlá-la. Isso só vai ocorrer, entretanto, depois de termos provado a sensação mais plenamente. Por isso, podemos continuar a trabalhar, imediatamente, para descobrir nosso interior.

1. aumenta a sensibilidade corporal;
2. aumenta a vitalidade;
3. evita que emoções dolorosas e danosas, provocadas nessa fase de preparação, se transformem em emoções bloqueadas.

Nessa fase, intensifica-se o canal *físico* (ou cinestético) ao se afrontarem emoções perigosas.

Com a instrução de *intensificar* as sensações desagradáveis, dá-se a *permissão* de experimentar tais sensações (em vez de escondê-las ou fugir delas) e de desenvolver uma exploração cinestética. Há, ainda, uma outra hipótese: se sabemos como *piorar* certas sensações, indiretamente estaremos controlando-as, como no chamado método de prescrição paradoxal, usado pelos terapeutas familiares: o terapeuta pede ao paciente que assuma, voluntariamente (controlando-se), o comportamento que causou o problema.

Reestimulando o estresse e o mal-estar em doses terapêuticas

Processo terapêutico	*Comentários*
Terapeuta: "O que será que pode ocorrer, aqui, capaz de piorar ainda mais essa sensação desagradável? Olhem ao redor um instantinho só, depois fechem os olhos ou olhem para outro lugar, e vejam se conseguem imaginar o que pode acontecer aqui, agora, entre nós, e que possa piorar a tensão. Há alguém que queira sugerir uma situação que lhe tenha vindo à mente?".	A prescrição paradoxal para intensificar a emoção negativa desenvolve-se logo em seguida. Estamos à procura de associações psicológicas e interpessoais com a sensação desagradável.

Como mostrou Eugene Gendlin no método definido "focalização"[1] *é essencial levar à consciência sensações físicas, imagens psicológicas e pensamentos*, exatamente no mesmo momento. Embora Gendlin use tal concentração para criar um afastamento emotivo (ou transformação), nosso objetivo é auxiliar a pessoa a sentir seus problemas com maior intensidade, estimulando, ao mesmo tempo, todos os elementos.

Intensificação do corpo inteiro

Processo terapêutico	*Comentários*
Alice: "Se acaso alguém disser que estou doente, que tenho uma doença incurável".	
Terapeuta: "Eu repetiria: 'Doente. Incurável'. Sinta o que essas palavras fazem a você". Marc: "Se alguém disser 'Você é um bobo e não entende nada das pessoas!'". Terapeuta: "Perceba como essas críticas são exageradas. No entanto, elas nos ferem". Elizabeth: "Se alguém me dissesse: 'Não gosto de você', eu só conseguiria recuar. Sei que desabaria". Terapeuta: "Avaliamos nossa sensibilidade". Repito a frase "Não gosto de você!". Em que lugar do corpo entra essa recusa? Em que parte? *Talvez você possa colocar a mão nesse lugar e sentir essa parte do seu corpo.* Você pode percebê-la lá, presente. Esse é o lugar da sua sensibilidade" (pausa).	O terapeuta repete as palavras-chave emotivas. A participação [2] do grupo ajuda os membros a se se habituarem a comunicar sensações profundas e a superar certa inibição explicada pelo medo de serem julgados pelos demais membros do grupo. A permissão de reconhecer e dividir sensações negativas ("Não consigo fazer nada que dê resultado"), mesmo que saibamos tratar-se de idéias exageradas e irracionais, abre a porta para uma intimidade mais profunda.

Colocar a mão sobre a parte do corpo em que a emoção é sentida aumenta o conhecimento do corpo e ajuda a manter a emoção (enraizada no corpo) nos limites da consciência. |
| Richard: "E se alguém quiser mostrar-se superior a mim? Não gosto disso. Fico enlouquecido e preciso demonstrar que sou melhor que ele". Terapeuta: "Repito a frase 'Se você pensa que é melhor do que eu, vou provar que está errado. Você não tem o mesmo valor que eu. De fato, sou muito mais...' (para o grupo) ajudem-me a encontrar a palavra...". Carlo: "Eu sou mais inteligente". Maria: "Mais sensível e refinada". Alan: "Sou mais forte que você. E as mulheres se aproximam de mim, não de você". Terapeuta: "Percebam essas palavras todas. O que | Revelar sentimentos de humilhação, como ofensa, vergonha, culpa, inadequação, ajudam a criar confiança no grupo. É um alívio quando conseguimos dividir sensações difíceis sem nos sentirmos julgados ou criticados. [3]

Pedir ao grupo para provocar, com palavras, ajuda as pessoas a experimentar *a polaridade do problema emotivo*, nesse caso, a comparação entre inferioridade e superioridade. A noção de *polaridade* |

vocês sentem com essa competição? Sentem-na no corpo? Além disso, têm uma imagem dela? Uma pessoa que se mostra superior e a outra que se sente vulnerável? Talvez até mesmo humilhada? Podemos sentir isso especialmente no corpo. Que parte nossa sente-se atacada? Que imagem nossa pode ficar sacudida?".

Terapeuta (continua): "Por isso, vamos repetir: *na mente de vocês há uma palavra ou frase, talvez uma imagem, e tudo isso cria uma sensação no corpo.* Vocês podem se perguntar: 'O que sinto? (lentamente). Onde?'. De novo, posso colocar uma das mãos na parte do corpo em que se apresentam tais sensações".

Terapeuta: "Agora vou pressionar um pouco mais com a mão a mesma parte. Vou contrair os músculos subalternos. Estou sentindo mais? Qual o tamanho dessa área do corpo? Qual é exatamente a sensação nela? Poderei intensificá-la posteriormente? Empurro minhas pernas contra o chão.[6] (o terapeuta se oferece para ser o modelo, mostrando como se faz, enquanto descreve o processo de intensificação). "*Dobro os joelhos. Agora, empurro as costas para a frente, dobro um pouco a espinha e continuo a me dobrar até que a cabeça chegue bem lá em baixo.* Assim, ninguém consegue ver meu rosto. Posso mudar de expressão como bem quiser. E posso repetir um pequeno movimento que me ajude a entrar ainda mais profundamente, na sensação" (pausa).

Terapeuta: "*A sensação torna-se tão forte que posso acrescentar um sonzinho para*

emotiva é usada tanto no psicodrama como na terapia gestalt.[4,5]

A experiência corporal é colocada em relação à imagem do eu e à auto-estima. *Ao nos referirmos a palavras, imagens e sensações, estamos ainda uma vez nos colocando em relação a três canais fundamentais: auditivo, visual e cinestético.* O trabalho continua segundo as seguintes hipóteses: o problema deve ser *sentido* para que sua solução, através de desinibição, *insight* e reconhecimento de novas percepções possa exercitar um *impacto* sobre a vida cotidiana do paciente.

O trabalho físico é, em seguida, intensificado para aumentar a emoção corporal. Muitas vezes, o terapeuta especifica as partes do corpo que podem ser sentidas. Essa maior consciência da *imagem corporal* ajuda a trazer à consciência a experiência emotiva.

Repetindo: esse último trabalho associativo (pensamentos, imagens, recordações, situações, conhecimentos) exige que fiquemos ligados a esse *processo corporal intensamente sentido* porque a experiência mental e a base emotiva podem mudar ao mesmo tempo.[7]

Até esse ponto, usamos a consciência corporal, a posição, a pressão da mão e mo-

expressá-la, um som tão leve que ninguém mais será capaz de ouvi-lo". (O terapeuta emite um pequeno som e, depois, ouve cada pessoa da roda, querendo confirmar a emissão do som.)

vimentos repetidos de expressão. *Agora, acrescentamos outra dimensão fundamental: o som.*

Intensificação da voz e espiral do som

Processo terapêutico	*Comentários*
Terapeuta: "Agora o som começa a se tornar mais forte. Aperto minha mão ainda mais contra parte de meu corpo, aquela em que existe a sensação de vulnerabilidade; *o som e os movimento de pressão tornam-se mais intensos* (a voz do terapeuta fica mais forte). Agora, o som está verdadeiramente intenso! Está ficando ainda mais forte! (o terapeuta uniformiza sua voz ao som, cada vez mais forte, emitido pelo grupo, até que, efetivamente, grita suas instruções). "Agora, sim, chegamos lá! (berrando). Essa sensação! Reconheço-a! Já a experimentei! E agora está crescendo! Experimentei isso sozinho! Ou, então, com outras pessoas!" (tudo isso é dito entre pausas. Ao mesmo tempo, *os componentes do grupo estão intensificando seus sons.* As palavras do terapeuta não são ouvidas claramente.)	A intensificação do som é usada para ajudar a reforçar a experiência emotiva. Para alguns indivíduos, o som vigoroso transformar-se-á em cólera e raiva, isto é, emoções do sistema simpático. Além disso, *é importante que o terapeuta não só dê as instruções, mas participe também do trabalho físico,* o que serve para comunicar ao grupo seu envolvimento. "Estamos todos no mesmo barco e podemos nos ajudar uns aos outros." Se quem ajuda tem uma atitude de distância ou superioridade, isso pode ser obstáculo à abertura e confiança do indivíduo. Afirmações como: "Conheço essa sensação", "Reconheço-a", "Já a experimentei" etc. têm a finalidade de levar à consciência recordações associadas à sensação crescente.[8]
Quando? Com quem? Essa parte do trabalho, de intensificação do som, prolonga-se por alguns minutos. O terapeuta pode, depois, acrescentar um exercício com o som particularmente alto (a espiral do som). *"Agora, chegaremos à espiral do som. Este som tem a forma de todos os impulsos naturais";* começa bem baixo, tanto na *intensidade como no tom, e fica cada vez mais alto.* "Vamos começar por uma respiração profunda! (o terapeuta mostra como fazer uma inspiração profunda). Agora! Aaaaaaaaaaaaaaaahhhhhhhhhhhhhhh! Aaaaaaaaaaaaaaaahhhhhhhhhhhhhhhh! Aaaaaaaaaaaaaaaahhhhhhhhhhhhhhh!"	O trabalho se prolonga e isso muda o impacto do exercício; em vez de nos trazer uma experiência momentânea, o prolongamento provoca um processo fisiológico que vai durar um pouco mais e vai influenciar as fases subseqüentes do trabalho emotivo. Assim, os exercícios iniciais preparam o terreno para a intensificação das emoções, aplainando a estrada para o trabalho emotivo. *A espiral do som corresponde à intensificação do sistema de impulsos: mais alto, ainda mais alto!* Esse som especial prepara para a liberação de impulsos emotivos profundos: raiva, medo, desejo etc.[9]

Em determinado momento o terapeuta acrescenta: "Se vocês quiserem, podem continuar com os sons que estavam emitindo, mantendo os outros movimentos e as imagens que estão dentro de vocês, e podem acrescentar uma palavra, uma frase, ou então, simplesmente continuar com o som (pausa). Quem quer falar uma palavra ou frase curta que lhe tenha ocorrido espontaneamente?".

Membro: *"Preciso que alguém me ame!"*. Grupo (em eco): "Preciso que alguém me ame!". Membro: *"Quero ter confiança em mim mesmo!"*. Grupo (em eco): "Quero ter confiança em mim mesmo!". Membro: *"Não agüento mais! Chega!"*. Grupo (em eco): Não agüento mais! Chega!" (continua-se desse jeito por mais alguns momentos).

Terapeuta: "Agora, fechem os olhos. Uma das mãos sobre o ventre, a outra tapando os olhos. Há alguma coisa se repetindo na mente de vocês? Talvez trate-se de algo que vocês tenham querido dizer em alguma situação crítica, na qual sentiam uma emoção forte mas estavam inibidos demais para manifestá-lo (pausa). Que pensamentos estão surgindo? Quais lembranças? Há alguma fantasia?" (pausa).

O corpo foi preparado e está pronto para entrar em emoções específicas e enfrentá-las. *Nesse ponto, algumas frases breves podem estimular modelos emotivos mais específicos*. Os componentes do grupo são encorajados a participar ativamente, dizendo suas frases em voz alta.

Cada frase diz respeito a um problema repleto de emoção: a necessidade de amor, a confiança em si mesmo, a expressão de raiva e o direito de dizer "não". *O eco do grupo* apóia e permite que os outros componentes se envolvam no mesmo problema emotivo. Depois desse eco verbal (auditivo), os canais visual (imaginativo) e cinestético (emotivo) podem trazer à consciência novas associações.[10]

A pergunta: "Que frase vocês *gostariam de ter dito*? resulta da hipótese da terapia gestalt, segundo a qual *temos situações não concluídas*". Isso significa que temos necessidades que, no passado, não foram satisfeitas, e que agora têm urgência de aflorar à consciência.[11]

Contato corporal para aprofundamento da comunicação verbal

Processo terapêutico	*Comentários*
Na próxima fase, os componentes do grupo se apresentam: "Cada um de vocês terá a oportunidade de comunicar ao grupo algo de importante e pessoal. Vocês poderão falar do objetivo de estarem participando do grupo e do problema que desejam enfrentar com auxílio do grupo". Nesse período de introdução, enquanto as pessoas fazem revelações pessoais, o terapeuta pode sugerir diversas ações físicas para o acompanhamento.	Quando os componentes do grupo se apresentam, revelam a capacidade que têm de serem honestos, de se despirem. Problemas e objetivos declarados, neste ponto, tornam-se a meta para as fases subseqüentes do trabalho emotivo.

"Enquanto Florence nos fala de sua ansiedade e preocupação pela mãe que se recupera no hospital, proponho que alguém do grupo, que deseje fazê-lo, se aproxime dela e coloque um braço sobre suas costas, em sinal de solidariedade e conforto; deve colocar, ainda, a outra mão sobre o ventre dela, para ajudá-la a respirar." Outros componentes do grupo podem assumir idêntica posição, cada um com um companheiro (o terapeuta descreve e mostra tal posição).

"Enquanto Joseph descreve a própria raiva e seu ressentimento quanto aos confrontos com o pai, nós imitaremos o movimento que ele faz com os braços. Como se tivéssemos um martelo em cada uma de nossas mãos e ficássemos batendo os dois martelos a cada frase importante dita por ele!"

Criar uma ação física expressiva, que corresponda ao conteúdo emotivo, intensifica essa emoção; este é um princípio fundamental de toda psicoterapia corporal. *Ansiedade, feridas, ressentimento, medo e tristeza são acompanhados por sistemas de contato receptivo* como os que foram aqui descritos. Essas são emoções do sistema parassimpático (vulneráveis).

O protesto, a raiva e a rebelião requerem movimentos expressivos vigorosos e tônicos. Essas são emoções do sistema simpático (agressivas).[12,13]

O ricochetear vitalizante entre emoções agressivas do simpático e emoções vulneráveis do parassimpático

O profundo trabalho emotivo da terapia biossistêmica se realiza quando nos concentramos em um dos componentes do grupo, chamado *sujeito* ou *protagonista*. Essa pessoa fica no centro de um círculo formado ao seu redor pelos demais participantes do grupo. Freqüentemente, o trabalho começa com a pessoa se levantando porque a posição de pé favorece o emergir de emoções agressivas do simpático, tais como a raiva, o protesto e o autoritarismo. Muitas vezes, ocorre de as emoções do parassimpático (medo, dor e tristeza) virem à tona por ricochete, após a descarga da agressividade. Na verdade, minha impressão é de que as emoções vulneráveis do parassimpático se tornam mais profundas e mais intensas quando precedidas pela fase tônica do simpático; é como se a respiração mais profunda, a intensificação do tônus muscular, a intensificação do fluxo sangüíneo aos músculos voluntários e os componentes fisiológicos da fase do simpático criem um impacto catalítico sobre as emoções vulneráveis que afluem como ricochete. Assim, o choro vem mais forte e acompanhado de soluços, de tremores e agitação muscular mais intensos e, algumas vezes, até de leves convulsões do ventre e peito, se tais emoções vulneráveis foram suscitadas por uma fase precedente de explosão da agressividade.[14]

Enfim, fazendo preceder a exploração da vulnerabilidade pela criação de exercícios corporais preparatórios como a *luta pelo jogo*, conseguimos aumentar também, e paradoxalmente, a sensação de segurança psicológica. Se compararmos as sensações vulneráveis a um curso de água, o tônus muscular desenvolvido através de vigorosos e agressivos exercícios preliminares torna-se o dique de um rio que contém as sensações de vulnerabilidade mais fluidas.

Vamos dar alguns exemplos para que este ponto se torne mais claro. Uma pessoa percebe que seria bastante perigoso entrar, a fundo, em sensações deprimentes: "Pode ser que eu me afunde e fique me arrastando no fundo do poço". Uma outra pessoa disse o seguinte a respeito de uma experiência que teve e na qual sentiu-se vulnerável: "Achei que nunca mais acabaria, tamanha minha infelicidade, o vazio e a tortura". Iniciar o trabalho estimulando a descarga agressiva do simpático reduz tal perigo; é, pois, mais provável que o ricochete das emoções agressivas, àquelas tristes e depressivas, seja seguido por um segundo ricochete do estado triste depressivo (parassimpático), atrás do outro confiante-ativo (simpático), caracterizado pela agressividade e pela facilidade em afirmar seu ponto de vista.[15]

É por isso que a abordagem biossistêmica privilegia a posição de pé como ponto de partida do trabalho emotivo, especialmente quando ocorre uma situação de grupo e a intensidade das emoções pode atingir um nível elevado. Essa regra, entretanto, não é absoluta. E, de fato, a tendência nas sessões individuais geralmente é a da manifestação de emoções receptivas (com a admissão da posição sentada ou deitada) na primeira parte do trabalho; em seguida, costumam-se explorar as sensações tônico-agressivas.

Amor e ódio pelo pai e figuras paternas

Vamos examinar como pode ser desenvolvida uma real sessão segundo o método biossistêmico. Giovanni é um psicólogo de 34 anos que trabalha numa comunidade terapêutica para ex-dependentes de drogas. Entrou para o grupo há seis meses por causa de uma "tensão constante" que o impedia de aproveitar "o que a vida lhe oferecia de melhor". Giovanni associava a tensão à situação de seu trabalho: embora nos primeiros dois anos de atividade tivesse tido um bom relacionamento com o diretor da comunidade terapêutica, um padre chamado Carlo, os três últimos anos vinham demonstrando haver uma contínua tensão entre ambos. Durante esse mesmo período, logo após o nascimento de seu segundo filho, Giovanni começou a não se sentir mais compreendido pela esposa. A vida íntima do casal havia sempre sido absorvida pelo seguinte conflito: "Quando a gente não está brigando é porque não tem nada a dizer".

Sessões anteriores de terapia biossistêmica tinham sido centradas sobre diversas áreas problemáticas:

1. tensão no trabalho;
2. uma sensação de raiva e, ainda, de vazio, no que se referia à esposa;
3. uma sensação de confusão, quando passava algum tempo sozinho;
4. falta de amizade com outros homens;

5. uma sensação de raiva nos confrontos com o pai que, no seu modo de entender, "tinha sempre sido severo e jamais teve a capacidade de me ouvir";

6. uma sensação de renúncia nos confrontos com a mãe, "pessoa sempre passiva e sem verdadeira personalidade".

Processo terapêutico	Comentários
A sessão a ser agora apresentada começa com Giovanni, em pé, no centro da sala. Os demais membros do grupo fornam um círculo a seu redor, ficando cada um a uma distância de um ou dois metros do centro. Giovanni diz que gostaria que eles se aproximassem, porém sem tocá-lo.	*O sujeito que trabalha no meio é o "capitão da nave"*, o que significa que é responsável pelas condições do trabalho emotivo: decide a posição a ser assumida (de pé, sentada ou deitada) por ele e demais componentes do grupo. Uma vez que está sendo usado também o contato corporal como catalisador emotivo, ele decide, ainda, se aceita ou recusa as propostas de contato e, a qualquer momento, pode tomar a iniciativa e pedir o contato que desejar.
Giovanni: *"Às vezes sinto em mim essas explosões*, mas não sei o que fazer com elas. Sinto-me menos depressivo do que antes, mas existe alguma coisa crescendo dentro de mim e sinto medo de machucar alguém".	*A hipótese é a de que a anterior mobilização de energia tenha contribuído para transformar a depressão de Giovanni em sensações de raiva explosiva ainda não assimiladas por ele.*
Giovanni continua descrevendo as sensações explosivas. Seu pensamento se dirige a seu diretor: *"Padre Carlo não conversa conosco, só fica rezando; está sempre no púlpito". Depois, surge-lhe a recordação de quando era obrigado pelo pai a freqüentar a igreja.* Ele falava, freqüentemente, o seguinte: "Seu irmão Stefano nunca me dá problemas!" (Stefano é três anos mais velho que Giovanni).	Uma experiência corporal, nesse caso, de sensações explosivas, pode ser associada a lembranças particulares. O conceito de lembrança, que depende da parte física da pessoa, foi desenvolvido por Ernest Rossi[16] (Rossi usa a definição "lembrança estado-dependente"). O caso de Elizabeth Von R., descrito por Freud em *Cinque casi di isteria*, mostra processo idêntico: as tensões musculares contêm recordações emotivas.[17]
Terapeuta: *"Podemos criar a situação em que você está na igreja, quer sair e nós o impedimos de ir embora?".* Giovanni: "É uma boa idéia".	*Uma lembrança deve ser profundamente percebida a nível emotivo* para que sua evocação possa exercitar um impacto significativo sobre a personalidade. Como muitos métodos biossistêmicos, tal abordagem provoca não apenas a pessoa, mas também os demais componentes do grupo.[18]

O grupo estimula com a provocação e ajuda com o apoio

Processo terapêutico	Comentários
Os membros do grupo aproximam-se de Giovanni e lhe põem as mãos sobre as costas, sobre a coluna, peito e os braços. Alguns deles usam também as próprias costas e a parte superior dos braços. Assim, *Giovanni fica rodeado por uma barreira humana. Começa, então, a empurrar na tentativa de fugir.*[20]	*Esse é um exercício biossistêmico fundamental para a evocação de lembranças associadas à raiva. A barreira humana permite a provocação e a expressão da violência e da raiva num contexto de segurança e cooperação.*[19]
Terapeuta: (dando instruções ao grupo): "As pessoas *diante* do Giovanni representam as vozes do pai e do irmão dele e dizem que ele deve ficar na igreja. As pessoas que estão *atrás* dele representam sua própria voz, insistindo em querer sair da igreja" (Giovanni põe-se a empurrar os componentes do grupo à sua frente e que formam uma espécie de parede sólida que está bloqueando sua fuga da igreja).	Como a *gestalt*, a terapia biossistêmica busca, freqüentemente, *provocar emoções mediante uma polaridade*; neste caso, *a polaridade fica entre os comandos autoritários do pai (interiorizados por Giovanni) e suas raivosas relações de rebelião.*
Voz do pai (um membro do grupo): "*Giovanni, você não pode sair! É seu dever ficar aqui!*".	Cada *provocação do grupo* a que o sujeito responde plena e ativamente:
Giovanni: "*Não acredito em seu Deus e quero mesmo sair!*".	1. facilita a capacidade de ação expressiva do sujeito;
Voz do pai (outro membro do grupo): "Seu irmão Stefano vai à igreja todos os domingos. *Ele* nunca se lamenta por isso. Por que você não pode ser como ele?".	2. desdramatiza a situação. O grupo estimula o tema do confronto e da provocação da inveja, fazendo com que o pai cite o irmão mais velho.
Giovanni (explodindo): "*Eu odeio o Stefano! Ele é sempre o bonzinho e você só gosta dele, nunca gostou de mim!*" (grita, soluça, e a voz tem um tom de lamento).	*Giovanni mostra um pensamento adrenalizado, ou seja, uma reação rápida e completa diante do estresse. As pessoas tímidas freqüentemente devem atravessar essa fase com forte energia enquanto se encaminham para maior confiança em si mesmas.* Isso indica que o trabalho emotivo, ativo, não é só um meio de descarregar o acúmulo de ódio e raiva, mas representa, também, o desenvolvimento de funções expressivas. *Quando uma pessoa sente-se capaz de descarregar a própria raiva no ambiente de proteção do grupo, geralmente mostra-se capaz de uma posição adulta*: por exemplo, é possível sustentar as próprias opiniões, mesmo se se con-
Voz do pai: "Se você me obedecesse, eu poderia admirá-lo".	
Voz do irmão (interpretada por um membro do grupo): "É isso, papai tem razão!".	
Giovanni (respondendo de modo incisivo ao irmão): "*Cale o bico, Você não passa de um velhaco!*". Um membro do grupo, que está em pé atrás de Giovanni, *apóia a atitude dele contra o irmão* Stefano: "Você não tem de falar! Eu prefiro minha independência a ser escravo de meu pai!".	

Giovanni: "Está certo! Prefiro ser independente a ser escravo de meu pai! Não acredito no Deus dele e nem preciso disso! Só o que quero é sair dessa igreja!". (*O esforço físico se intensifica enquanto continua o diálogo entre o pai, que exige obediência, e o filho que busca autonomia.*) Giovanni descarrega sua raiva explosiva. A um certo ponto, o terapeuta grita, para incentivá-lo: "Use a força de suas pernas! Isso, assim!".

trastam com aquelas dos espectadores. A pessoa torna-se capaz de expressar as próprias idéias durante um momento de conflito, com voz decidida e uma lógica bastante clara. Essa abordagem poderia ser assim definida: *brigar com os leões para aprender a mostrar seu desacordo em relação ao chefe.*

A pressão e a força do grupo suscitam no sujeito uma *resposta total.* Se uma parte do corpo não se envolve, os movimentos do grupo ou o incentivo do diretor ("Use as pernas!") podem ajudar a acionar essa zona corporal. Este é um método eficaz *para desbloquear os segmentos rígidos ou inativos do corpo.*

A explosão emotiva dirigida pelas normas de segurança

Processo terapêutico	Comentários
A um certo ponto, os movimentos de Giovanni mostram-se bastante descontrolados. Terapeuta: *"Nada de movimentos rápidos! Mantenha a sua potência mas faça seus movimentos de forma lenta! Explosão com segurança!".*	*A volta às normas de segurança sem a diminuição da potência combativa* reforça, também, o espírito de cooperação do grupo e a confiança do sujeito de que o grupo está a seu lado para o seu bem.

Impulsionar os próprios esforços até a última gota

Processo terapêutico	Comentários
Em determinado momento, o impulso de Giovanni perde força. Parece que ele está querendo parar. Terapeuta (aos membros do grupo que estão atrás de Giovanni): "Tratem de incentivá-lo a continuar!". Os membros do grupo que estão atrás de Giovanni representam a voz dele, conforme o método de *identificação*: "Eu vou continuar! Eu ainda tenho força! Você tem de saber que eu não vou ceder! Sou tão forte quanto você!". Giovanni repete várias dessas frases enquanto continua a	Às vezes, o terapeuta biossistêmico encoraja um membro do grupo a dar *"sua última gota de energia para a ação vigorosa".* Isso pressupõe diversas conseqüências positivas: a. quanto à relação, o sujeito sente-se estimulado a usar plenamente sua capacidade;

exercitar toda sua força, ainda por um momento.

b. em relação aos impulsos, a pessoa conclui: "Sinto algo de diferente, de novo";

c. quanto à identidade, a pessoa conclui: *"Eu nem sabia que tinha tanta força e resistência"*. Ocorrem, então, maior respeito e confiança em si mesmo.

Estimulamos o trabalho emotivo de Giovanni em relação às emoções de raiva e de cólera que pertencem ao sistema simpático. A descarga de raiva, por exemplo, permite a Giovanni experimentar a própria explosão, num contexto de absoluta segurança. O componente cognitivo (mental) está dirigido para a afirmação da própria independência, e isso ajuda a reduzir o temor de que sua fantasia de "explodir e destruir o outro" possa tornar-se realidade. Acreditamos, além disso, que *quanto mais for completa a descarga de raiva do simpático, mais profundo será o ricochete na fase seguinte, a das emoções do parassimpático: choro, sofrimento, necessidade de carinho.*

Dos berros de raiva às lágrimas de amor: ricochete emotivo do simpático ao parassimpático

Processo terapêutico	Comentários
Com efeito, *após tal descarga dos próprios sentimentos explosivos, Giovanni relaxa e abre os braços como se quisesse ser pego e sustentado.* Terapeuta: *"Você está abrindo os braços, Giovanni. Com quem você gostaria de estar agora?"*. Giovanni: "Com meu pai". Terapeuta: "Que pessoa do grupo pode representar seu pai?". Giovanni (ao terapeuta): *"Você!"*. O terapeuta abre os braços e abraça Giovanni, que começa a chorar.[22] Terapeuta: *"Tente falar! Mesmo soluçando. É melhor assim".* Giovanni (chorando, tremendo, às vezes com a voz partida *como um garoto que tenta falar ao pai*): *"Por que você não tentou... entender? Eu queria amar você! Ainda quero isso!* Mas você sempre me dá ordens! Ou então está ausente! Eu só precisava que você me ouvisse! Que estivesse a meu lado!".	O terapeuta reconhece o gesto emotivo do paciente[21] de abrir os braços, sem interpretar a emoção oculta em tal ação. O terapeuta biossistêmico e os membros do grupo têm *enorme respeito* pela vida interior de uma pessoa. *Nós não interpretamos jamais no sentido de dar a entender que, efetivamente, sabemos o que há na vida interior da pessoa.* Incentivar o choro e o uso da linguagem verbal que expressa as necessidades primárias é um modo eficaz de se atingir um nível mais profundo de auto-integração. Com dessa abordagem, estimulamos *a reunificação das funções viscerais e cognitivas.*

O *afloramento* do amor profundo ocorre depois de uma explosão de raiva (como no caso de Giovanni), ou quando, simplesmente, nos referimos a recordações passadas, de esperanças destruídas pelas desilusões. Esse momento representa um ponto de desenvolvimento na terapia. Se o terapeuta atento e o grupo solícito mostram estar em particular harmonia com o sentido oculto de vulnerabilidade da pessoa, a estrutura defensiva de raiva, ceticismo, frieza, intelectualidade e assim por diante se dissolve (temporariamente) de forma substancial; e *da parte escondida do* iceberg *do inconsciente, surge a necessidade de origem: "Quero bem a você, preciso de você". Esses sentimentos profundos vêm à tona juntamente com lágrimas e soluços.*

O paciente, depois de "atingido no fundo" de suas necessidades primárias de amor, fica em meus braços, silenciosamente, por um momento.[23] Minha impressão é a de que nada mais tem a dizer, embora ainda tenha a necessidade de se deixar abraçar. (As emoções profundas que se manifestam na terapia biossistêmica quase sempre requerem um período de contato corporal direto e de abraço, o que permite que a ebulição e agitação das ondas se acalmem e retornem o equilíbrio e o calor.) Para que isso aconteça, basta prever um período de silêncio e de tranqüila introspecção para todo o grupo. Nesse momento com Giovanni, entretanto, *sinto que os sentimentos dele são tão profundos que possibilitam uma identificação de apoio por parte dos demais componentes do grupo. Senão, há o perigo de que ele possa sentir-se isolado, até mesmo envergonhado e humilhado, por ter atingido necessidades tão primárias e que representam a criança interna. A consciência do adulto tem necessidade de assegurar-se de que a criança está sendo apreciada e respeitada.*

Identificação de apoio por parte dos membros do grupo

Processo terapêutico	Conclusões
Terapeuta: "*Proponho que cada membro do grupo que se sinta disposto a ter contato com um outro, encontre um companheiro e juntos assumam a mesma posição em que estamos eu e Giovanni* (abraçados). Agora podemos proceder a algumas identificações: que sentimentos vocês acham que Giovanni esteja experimentando agora? Se vocês quiserem, podem também se identificar com a posição do pai dele".	Já que os membros do grupo estão em contato com o sofrimento de Giovanni e a necessidade que ele tem do amor do pai, é útil que assumam a mesma posição em que ele está comigo: permanecer entre os braços do "pai bom". Isso os ajuda a dissolver a tensão causada pela desilusão do pai real, do mesmo jeito que está acontecendo com Giovanni.
Alain (*identificando-se com Giovanni*): "*Eu quis falar tudo isso a você por anos e anos. Não seja severo. Tenho necessi-*	Essas identificações verbais oferecidas pelos membros do grupo (dadas sempre como *Mensagens-Eu*) ajudam Giovanni a

dade que você me ame". Giovanni (concorda): "Uh! Huh!" (sua voz indica "Estou de acordo").

Marguerite: "O sentimento profundo é de calor e doçura. E não apenas por meu pai, também por minha mãe".

Giovanni: "Mmmm-mmm (som que indica um "não").

Lorenzo: *"Quero me tornar mais afetuoso com meus filhos. Quero ser melhor do que meu pai foi com seu filho"*.

Giovanni: "Uh-huh!" (som de aprovação).

Tiziana: "Sinto-me um pouco vulnerável ou estou meio envergonhada de mostrar a vocês, componentes do grupo, essa minha necessidade de um pai bom".

Giovanni: "Não exatamente envergonhado, mas que estou sentindo um mal-estar, isso estou. Não gostaria que vocês me julgassem. Conheço outros que passaram pelas mesmas coisas, mas ainda acho... que um homem deve mesmo mostrar só seu lado forte".

Lorenzo: "Meu pai mostrava só o lado forte. Assim, me deu uma idéia rígida demais do ser humano".

Giovanni: "Isso é verdade... só que eu sei que não estou me comportando assim com meus dois filhos".

perceber a atitude empática do grupo. Isso reforça sua idéia de que os outros estão a seu lado. Pode ser que ele pense: "Mesmo que eles tenham me provocado naquele jogo de papéis em que representaram meu pai e meu irmão durante nossa briga lá na igreja, agora dá para perceber que eles conseguem entender o que estou sentindo".

A importância da referência de Lorenzo aos filhos de Giovanni será vista mais tarde, quando Giovanni chegar a esse tema para construir a base da *nova aprendizagem*. Enfim, uma identificação pode revelar recursos ocultos da pessoa.

Pela segunda vez, Giovanni aborda o tema de seus filhos. Antes, ele havia-se mostrado de acordo com a identificação de Lorenzo "Quero ser mais afetuoso com meus dois filhos". O terapeuta *lembra-se* dessa resposta e usa-a para uma cena de psicodrama num período posterior denominado *nova aprendizagem*.

A nova aprendizagem

Após a intensificação emotiva (fase I), temos a nova aprendizagem (fase II), em que nos propomos a:

1. reforçar o sentido de força e independência da pessoa;
2. desenvolver novas relações;
3. aprofundar uma relação já existente, como com o parceiro, um dos pais, uma criança ou um amigo.

Todas essas possibilidades, uma nova atitude, uma iniciativa diferente, um novo estilo de vida, vêm indicadas com a denominação *experiência emotiva corrigida* ou, ainda, *novo projeto* ou *nova aprendizagem*. A expressão "experiência emotiva corrigida" foi usada, pela primeira vez, por Franz Alexander. É interessante notar como ele considerava o processo terapêutico mais ligado a *experiências positivas*, incluindo-se aí experiências de regressão positiva, que a um *insight* analítico, que representa a posição psicanalítica tradicional.

A decisão de Alexander de dar maior peso às experiências positivas e à experiência emotiva corrigida é um ponto de vista também compartilhado pela visão biossistêmica.

Um projeto novo

Durante essa fase, o sentimento regressivo de Giovanni (sua necessidade primária do amor do pai) começa a diminuir e seu estado físico-emotivo volta a ser de afirmação e força (diminuição do componente parassimpático e retorno do simpático). É possível interromper o trabalho neste ponto, mas tenho a sensação de que poderá ser útil reforçar o modo como Giovanni usa a própria abertura emotiva (provocada pelo trabalho terapêutico) nos confrontos com seus dois filhos. Proponho essa possibilidade a Giovanni: "Você gostaria de nos mostrar como consegue ser afetuoso e gentil com Paola e Federico (seus dois filhos)?". Giovanni parece querer acolher bem tal oportunidade. Escolhe os dois membros do grupo que irão representar seus dois filhos, pega-os nos braços como se fosse a hora de irem para a cama e conta-lhes uma história.

Eis a história que inventa.

A família dos dinossauros colabora para sobreviver

Como os dinossauros aprenderam a sobreviver (pensou abordar este tema porque, como disse mais tarde, o filho de sete anos está estudando os dinossauros, na escola).

Giovanni descreve uma família de dinossauros em que todos os membros combatem uns contra os outros na disputa pelo espaço, alimento, água fresca, o lugar mais quentinho onde dormir à noite. A comida, porém, vai ficando cada vez mais escassa, assim como a lenha para fazer as fogueiras, à noite. Com isso, os animais estão cada vez mais esfomeados e com frio. E, ainda, existem outras famílias de dinossauros morrendo por causa do mesmo problema.

Um dia, o chefe dessa família reúne todos os membros e diz: "Existe uma forma melhor de a gente viver e sobreviver: por intermédio da *cooperação!*". Discutem a idéia e depois votam. Vence a maioria! Assim, bem naquele dia, decidem mudar a tradição dos dinossauros: caçariam todos juntos formando um círculo, de tal modo que as tartaruguinhas e coelhinhos perseguidos não conseguissem fugir. Dormiriam bem próximos uns aos outros para se aquecer. Começam até mesmo a inventar brincadeiras novas, os chamados jogos dos dinossauros, para se divertirem juntos. O resultado é que essa família de dinossauros sobrevive e que seus membros estão muito felizes juntos uns dos outros. As duas pessoas do grupo que interpretam os filhos de Giovanni agradecem entusiasticamente ao pai pela história, dizendo-lhe que, inclusive, aprenderam muitas coisas com ela, e perguntam quando ele poderá lhes contar outra.

O momento criativo depois da reelaboração dos nossos sentimentos

Podemos observar que a história inventada por Giovanni reassume a passagem de sua relação agressiva com o pai (as lutas entre as famílias dos dinossauros) para a troca de amor e receptividade com os filhos. A sobrevivência física da família dos dinossauros corresponde à sobrevivência emotiva que Giovanni procura conservar com a família atual.

Outras e diferentes direções poderiam ter sido tomadas na fase terapêutica final de Giovanni, a experiência emotiva corrigida (a nova aprendizagem):

1. Poder-se-ia ter reconstruído sua relação com o pai na tentativa de conseguir-se um contato mais positivo. Essa posssibilidade foi aventada numa sessão posterior, mas Giovanni não a aceitou, afirmando que estava claro para ele que seu pai verdadeiro não mudaria nunca e que lhe bastava sentir-se abraçado por alguém que interpretasse o papel do pai (como havia feito com o terapeuta) para descobrir suas necessidades mais profundas; Giovanni poderia, mais tarde, dirigir essas necessidades a "pessoas que conseguem entender", como sua esposa e seus filhos;
2. Poderia ter tentado confrontar-se com padre Carlo, o diretor da comunidade terapêutica. Com efeito, Giovanni propôs esse confronto numa sessão posterior, especificando que "Compreendo melhor minhas tentativas para que o padre Carlo se comportasse como um bom padre. Ele não vai fazer isso, só que tem outras qualidades que eu respeito". No jogo de papéis, Giovanni mostrou saber dialogar de forma adulta com o padre e não mais como uma criança que tenta "tirar doçura de uma pedra". Mostrou novo tipo de relacionamento com padre Carlo: menos pedidos, menor raiva, maior apreço por aquilo que "o adulto padre Carlo" poderia oferecer e menor concentração na busca de "um padre novo".

Este exemplo mostra as duas fases terapêuticas fundamentais usadas pelo terapeuta biossistêmico.

1. *A intensificação dos sentimentos de sofrimento para que fiquem melhor compreendidos e também para que se transformem em sentimentos positivos.*

Tal transformação requer três forças:
- consciência da emoção;
- contato com as pessoas presentes (às vezes, provocantes, mas sempre respeitosas e prontas a apoiar);
- expressão da emoção.

2. *A experiência emotiva de correção (ou projeto positivo)* que dá às pessoas a oportunidade de desenvolver capacidades atuais e atitudes de cooperação na base de uma nova aprendizagem.

Esclarecimento do conflito entre marido e mulher

Numa seção posterior, Giovanni enfrenta o problema das "tensões e brigas contínuas" entre ele e sua mulher, Fulvia. Começa por uma série de pequenas lamentações: "Ela tem sempre uma posição crítica. Se eu estou à toa, só lendo o jornal, ela fala: 'Por que você não faz algo de útil?'". Para Giovanni, Fulvia não entende o tamanho do estresse a que é submetido, e não respeita sua necessidade de relaxar. "Não sabe o tanto que eu trabalho, não tem nem idéia de quanto é difícil minha relação com o chefe. Tenho, realmente, necessidade de uma atmosfera de afeto e de intimidade quando chego em casa."

Um membro do grupo pergunta: "Giovanni, por que você se casou com Fulvia?". Giovanni mostra-se sem jeito pela pergunta: "Porque ela era cheia de vida. Na verdade, ainda é! É uma espécie de líder. Está sempre cheia de idéias!". Um outro membro do grupo: "Ela lembra alguém?". Giovanni hesita e, depois, ainda sem graça, responde: "Ela se parece um pouco com meu pai".

Logo depois, o grupo forma um círculo ao redor de Giovanni que tem, diante de si, a mulher que representa a Fulvia. Giovanni e a mulher que está fazendo o papel de Fulvia empurram-se um ao outro. Para aumentar e manter a pressão física de ambos, diversos componentes do grupo sustentam os braços deles fazendo uma espécie de massagem-pressão nas costas dos dois protagonistas. Ao mesmo tempo, mantendo juntas as mãos do casal, por um lado; do outro lado, um outro membro do grupo faz o mesmo. Dessa forma, *marido e mulher podem se confrontar enquanto o grupo sustenta o constante esforço físico. O contato físico e a pressão garantem que o nível de estímulo do trabalho se mantenha elevado.* Sugiro que Giovanni repita à mulher, que faz o papel da esposa, as mesmas críticas e lamentações que comentou com o grupo instantes antes.

Processo terapêutico	Comentários
Giovanni: "Você não faz outra coisa senão ficar me pedindo que trabalhe em casa. Você não vê como estou precisando descansar quando volto do trabalho?". Fulvia (interpretada por uma componente do grupo): "Estou ouvindo uma voz resmunguenta e não estou gostando nem um pouco!". Giovanni: "E eu estou tentando dizer que a situação não está boa para mim!". Membros que estão atrás de Giovanni: "Fale direito, Giovanni!". Um outro membro: "Não está bom para mim! Não está bom para mim!" (a voz torna-se cada vez mais forte).	O que anteriormente foi referido num tom de voz emotivamente neutro, em seguida, é repetido numa espécie de *biodrama, que revela os elementos emotivos, intensificando expressões e contato físicos.* Falar com voz resmunguenta ou lamentosa é sinal da presença de um nó emotivo: a raiva e a necessidade do outro se fundem; porém, a fusão limita também a força instintiva de ambas as necessidades. Por isso, *intensificando-se um lado, no caso a raiva, se está permitindo que o outro lado, a necessidade do amor, venha à tona com maior força e clareza, num movimento posterior. Vemos que este trabalho repete*

Depois de ter repetido várias vezes a mesma frase, Giovanni acrescenta outros fatos que não estão bons para ele, enquanto seu tom de voz permanece o mesmo e suas idéias tornam-se mais claras e mais rápidas.

partes do esquema emotivo que Giovanni experimentou com o pai. É por isso que não ficamos surpresos com o fato de Giovanni pensar que seu pai e sua esposa possuam características análogas.

Uma vez que Giovanni, irritadamente, repetiu as próprias críticas, começa a ter novas idéias que vão lhe surgindo à mente, com rapidez, e vão sendo expressas com voz firme. Isso representa, de novo, o modelo de pensamento adrenalizado que foi descrito no confronto com o pai.

Muitas pessoas ficam bloqueadas em suas relações porque têm medo do próprio ódio que lhes parece destrutivo; talvez tinham tido um pai colérico que aterrorizava e destruía os outros nos momentos de ira. Assim, quando surge um problema com outra pessoa, são incapazes de assumir uma atitude afirmativa e de dizer: "Não, não estou de acordo, tenho outra opinião a respeito". *A cólera destrutiva surge quando insultamos alguém ou o desprezamos. Quando, porém, exteriorizamos nossos sentimentos de ira com palavras claras que não atacam a pessoa, palavras de protesto contra uma ação em particular, aí teremos usado nossa raiva em prol de uma mudança positiva, e não para magoar.*

Na melhor das hipóteses, Giovanni poderia ter acrescentado a seu protesto: "Não está bom para mim", uma sugestão positiva como "Eu gostaria mesmo de ser melhor compreendido quanto à minha necessidade de descanso aqui em casa!". Isso estaria em harmonia com o nosso princípio de *"fazer seguir à declaração dinâmica negativa uma afirmação construtiva positiva. Uma metáfora: O negativo é como escavar um buraco; o positivo, como plantar uma árvore. Ambos são necessários!.*

A interpretação impede uma relação entre iguais. Uma opinião pessoal

Um problema terapêutico que me atormentou, por anos, é o seguinte: como podemos enfrentar alguém cujo inconsciente ou alguma parte de si é negativa ou, até mesmo, destrutiva, mas essa pessoa não está consciente de nada disso *e, ao mesmo tempo, conservar o respeito por sua integridade e individualidade?*[24]

O método psicoterapêutico tradicional baseia-se em interpretações. Eu, entretanto, jamais gostei dele: *na minha opinião, o método de interpretação faz com que o paciente, muitas vezes, se sinta numa posição submissa.*[25] Tento evitar esse impacto negativo apresentando minhas idéias como hipóteses que o paciente pode aceitar ou recusar. Todavia, tenho ainda a sensação de que esse tipo de comunicação viole o sentido de igualdade no interior da relação [26] e que, dessa forma, a aliança terapêutica venha a ser reduzida ou destruída.

Um método novo para apresentar a interpretação

As afirmações de identificação ditas na forma "Eu"

Nos últimos cinco anos, esta consideração me levou em direção a um novo desenvolvimento no contato terapeuta-paciente: a afirmação de identificação cujo sujeito é o "Eu". Essa mudança do método terapêutico tem a vantagem de evitar o impacto negativo das interpretações. Tal evolução verificou-se em duas fases.

Antes de qualquer coisa, *a técnica de identificação: neste método, o terapeuta (ou o membro do grupo) apresenta sua idéia a respeito da experiência interior do paciente sob a forma de uma identificação, usando uma "frase cujo sujeito é Eu"*. Se o paciente, por exemplo, demonstra mal-estar ao falar do pedido da mãe de telefonar-lhe duas vezes por semana, um membro do grupo poderia oferecer a seguinte "afirmação cujo sujeito é Eu", como identificação emotiva: "Não quero ligar para minha mãe duas vezes por semana. Isso é muito freqüente para mim!". *Se o paciente achar correta a identificação emotiva, deve repeti-la!* "Não quero ligar para minha mãe duas vezes por semana. Isso é muito freqüente para mim!" A repetição indicará que o paciente assume responsabilidade pelo sentimento.

Terapeuta: "Você consegue repetir isso várias vezes?".
Paciente: "É muito freqüente! Muito! É demais para mim!" (berrando).
Terapeuta: "Como você se sente?".
Paciente: "Melhor e pior! Melhor porque entendo que na verdade, é isso que ando sentindo; pior, porque me sinto culpado nos confrontos com minha mãe! Mas é assim que me sinto a maior parte do tempo! Quero mudar!".

Uma identificação jamais vem imposta ao sujeito. Além disso, o tom de voz da pessoa que apresenta a identificação nunca é aquele de quem pensa. "Eu conheço alguma coisa de você que você não consegue descobrir sozinho!" Oferecemos uma idéia, mas se o paciente a repele, tem todo o direito de fazê-lo.

A identificação provocatória

A segunda parte dessa evolução comportou o desenvolvimento de *um método que permitisse o confronto, mas que não enfraquecesse a confiança da pesssoa em si mesma.*

117

A técnica de identificação acima descrita foi desenvolvida com a idéia de oferecer ao paciente uma compreensão empática, com a qual se diz: "Sei como você se sente; consigo embarcar na sua". Só que a nossa vontade seria a de estender este método de tal forma que *o sujeito, ao centro, pudesse ver-se diante de suas zonas de sombra, especialmente a influência que exerce sobre os demais e que, sozinho, não perceberia.* Assim, por exemplo, um sujeito com a voz baixa, que mantém seu autocontrole, poderia sentir-se falando por intermédio de um outro membro do grupo "Eu gosto da minha voz baixa. Todos devem esforçar-se para me ouvir". O sujeito diz: "Sim. É isso que sinto", e depois repete a frase. Um outro membro do grupo fala: "Não gosto de enfurecer-me, mas gosto de controlar as pessoas. Assim, minha voz baixa faz com que as pessoas se inclinem diante de mim e me perguntem 'o que foi que você falou?', e isso me agrada". Sujeito: "Não sei se gosto de controlar as pessoas, mas é fato que gosto que as pessoas se inclinem diante de mim e me perguntem, de novo: 'O que foi que você falou?'. Isso me faz sentir especial".

Uma parte importante da técnica de identificação (inspirada no livro de Alvin Mahrer, *Experiental psychotherapy*)[27] é o fato de que *o paciente não ouve pronunciar a palavra "você" nem pelo terapeuta, nem pelos componentes do grupo.* Cada interpretação ou hipótese sobre aquilo que o paciente possa estar experimentando, consciente ou inconscientemente, toma a forma de frase cujo sujeito é Eu. "Eu tenho mais necessidade de amor que qualquer outra pessoa neste mundo", "Eu tenho medo de ser criticado: é como se eu fosse morrer", "Eu estou confuso e preciso de ajuda", "Eu me sinto tão bem que parece que vou estourar" etc. Essa linguagem especial parece ter um efeito particular: *a pessoa não sente interferência em seus sentimentos e impulsos quando escuta a identificação onde o sujeito é "Eu",* mesmo se a identificação não lhe parecer apropriada. Já a interpretação em que se usa o "você", como: "Você estava furioso com seus pais porque estiveram ausentes por muito tempo", mesmo se feita de maneira empática, interfere na experiência pessoal do paciente, prescindindo-se do fato de que a identificação esteja mais ou menos correta.

As formas da linguagem são como espirais: as frases em que o sujeito é "Eu", usadas no método de identificação, parecem entrar na produção da linguagem do sujeito, e reforçam seus impulsos crescentes, quando são corretas, ou então caem no esquecimento, quando não o são (somente o paciente, e ninguém mais, pode decidir se uma identificação interpretativa é correta ou incorreta). De outra parte, a frase que tem o "você" por sujeito e que apresentamos em uma outra interpretação (não importa se correta ou não) interfere nas espirais internas da linguagem e, por isso, nos impulsos crescentes que se formam sobre a base das frases construídas no interior da pessoa e cujo sujeito é o Eu. É como se o uso do Você como sujeito da parte do outro interferisse com o nosso Eu crescente.[28]

Concluindo: a terapia biossistêmica encontrou essa abordagem metodológica baseada nas identificações em "frases cujo sujeito é o Eu", útil sobre-

118

tudo para a substituição das interpretações tradicionais baseadas nas "frases cujo sujeito é o Você".

A frase com o sujeito "Eu" dá todas as informações contidas em uma interpretação tradicional com a frase de sujeito "Você", sem bloquear o impulso. Além disso, o sujeito e a pessoa de apoio sentem-se iguais, quando esta última reage à experiência de ouvinte com uma frase não-empática cujo sujeito é "Você", do tipo "Sei qual é o seu problema".

Medo da identificação negativa. Odeio o pensamento de poder ser parecido com minha mãe

Voltemos ao trabalho terapêutico com Giovanni para vermos como a identificação com "uma frase de sujeito Eu" o ajudou a descobrir novos elementos de sua relação com a esposa.

Enquanto Giovanni se encontrava cara a cara com a esposa Fulvia (interpretada por uma participante do grupo), um outro membro que está atrás de Fulvia diz: "Sou a Fulvia. Você se casou comigo porque sou vivaz e tenho qualidades de diretor". (O membro do grupo aponta um elemento de identificação com a esposa.). Giovanni responde: "É verdade. Você é vivaz e eu a admiro pela pessoa forte que é. Só que você continua a me dizer o que devo fazer e isso não está bom para mim!".

Um membro do grupo que está atrás de Giovanni faz a seguinte identificação: *"Você, Fulvia, é vivaz e interessante, exatamente como meu pai, cheio de vida e dominador na relação de casal"*. Giovanni diz: "É mesmo!", e repete a frase. Dessa vez, seu sorriso não está sem jeito, pelo contrário, ele tem um sorriso feliz. Giovanni está revivendo a própria relação com a mulher, de um ponto de vista diferente.

Processo terapêutico	*Comentários*
Um outro membro do grupo: *"Eu tenho uma coisa meio difícil de dizer Giovanni. Você quer ouvir?"*. Giovanni: "Claro, diga, vá em frente". Membro: "Olhe a minha identificação. Sou o Giovanni, minha mulher Fulvia é cheia de vida e interessante, ainda que, às vezes, seja um pouco autoritária, assim como meu pai. Eu, pelo contrário, quando chego em casa e falo que não quero fazer absolutamente nada, me sinto vazio e sem vontade, exatamente como era minha mãe!". Giovanni (pálido como o fantasma materno, começa a suar e fica imobilizado):	Freqüentemente, é útil avisar uma pessoa que estamos para lhe comunicar uma idéia negativa ou dolorosa: isso demonstra que entendemos aquilo que ele possa vir a sentir. Além disso, com o pedido de licença (um conceito utilizado também na crítica construtiva), o destinatário tem certo controle da comunicação. Assim, o que quer que seja dito não será imposição; será oferecido com a consciência de que poderá suscitar sensações difíceis. A sensação de colapso interno de Giovanni significa, também, uma identifica-

"Isso me faz sentir algo terrível! É a pior coisa que poderiam me dizer!".

Começa a gritar e a empurrar com as mãos com uma força até maior que a que fez antes, e entra em conflito com o grupo como se estivesse lutando pela vida: "Não estou gostando nada disso! E talvez seja verdade. Só um pouco verdade. Mas não estou achando graça alguma! Vou fazer tudo para mudar essa situação!".

Membros (atrás de Giovanni, num tom encorajador): "É! Vou fazer tudo para mudar essa situação!".

Giovanni (repetindo): "Sim, é verdade, vou fazer tudo para mudar essa situação! Não vou ficar uma pessoa sem vida como minha mãe!".

ção parcial com a mãe. Só que ele tem o contato e o apoio do grupo: isso o ajuda a lutar e encontrar um modo de sair da identificação negativa. Quando um processo de estresse que causa uma resposta ativa funciona corretamente, a pessoa se sente mais forte e mais intocável por ter-se defrontado com a experiência dolorosa. Uma parte importante da experiência traumática é a sensação de desespero e solidão que se tem diante do sofrimento. Nessa fase terapêutica, a *identificação sugerida com a mãe, semelhante a um fantasma, faz surgir um trauma de infância*; Giovanni empalidece e, por um instante, parece que vai desmaiar. Mas nessa situação terapêutica, o estresse é limitado. Além disso, Giovanni é incentivado a reagir ativamente; por isso, *enfrenta o* estresse *que surge ao ser identificado com a mãe negativa reagindo com atitude rebelde*. Isso o impede de cair na armadilha da inércia (como, geralmente, sua mãe fazia quando tinha de reagir ao estresse).

Do "seio ruim" kleiniano à "falta de harmonia vital" sterniana

Está se verificando uma mudança conceitual importante tanto na psicanálise como em toda a psicologia profunda. Antigamente, o psicoterapeuta podia raciocinar assim: Giovanni identificou-se com uma figura parental negativa, a mãe, como se ela fosse o "seio ruim" (segundo a formulação de Melanie Klein). Isso significa que o negativismo do pai deve-se a uma *qualidade* emotiva negativa: hostilidade, indiferença, destruição, agressividade, fuga etc.

Entretanto, recente pesquisa com o intuito de analisar videorregistros de interação mãe-filho e que, portanto, atribui maior importância à observação visual direta do que à fala verbal das recordações (como na psicanálise clássica), lançou uma luz completamente diferente no conceito de interação. Daniel Stern, em primeira mão nessa nova orientação, esclarece que *o processo crítico na interação consiste na sintonia energética entre mãe e filho*,[29] muito mais que em uma diferente qualidade emotiva da mãe, como sua agressividade-hostilidade, ou sua receptividade-ternura. Nós, portanto, temos uma nova forma de interpretar a identificação negativa de Giovanni com a mãe: não é tanto o seu comportamento como qualidade negativa, mas, sobretudo, seu estado de pouca vitalidade (ou energia) que a impede de sintonizar-se com o filho. Em outras palavras, *é o estado de baixa energia da mãe que suscita no filho,*

Giovanni, a idéia negativa (e quase aterrorizante) de poder ser como ela: um mero fantasma. Isso explica, também, a atração de Giovanni pela esposa Fulvia, que é vivaz, interessante e, como ele admite, "meio parecida com seu pai".

A idéia de *energia* e *vitalidade* reforça, também, a importância da terapia biossistêmica como método para superar a inibição energética e reconquistar a própria vitalidade. A luta física em que Giovanni se empenha para não ser identificado com mãe, dessa forma, assume um significado posterior: sua mãe jamais brigou ativamente; nunca encontrou sua vitalidade profunda. *A luta prolongada de Giovanni modifica a idéia que ele tem de si mesmo (a identificação) e, ao mesmo tempo, reorienta seu ser físico (o impulso) em direção à vitalidade ativa e não em direção à inibição submissa.*[30]

Integração e consciência: "Alguma coisa que eu não queria admitir nem para mim mesmo"

Voltemos à cena terapêutica: a luta continua. Finalmente, Giovanni descobre que raiva e indignação se exauriram. Ele senta-se, enquanto os membros do grupo se acomodam a seu redor, e põe-se a falar com uma voz nova, mais profunda, como se ela viesse de seu ventre e de seu peito. Também seu comportamento mental ficou mais introspectivo e reflexivo: "Sim. Há alguma coisa sobre a qual refletir. A idéia de que eu possa ter atitudes semelhantes às de minha mãe... (pausa). Às vezes, no passado, essa idéia me vinha como um raio, mas, geralmente, eu a mandava embora da mente. Minha mãe parece um defunto, ela é uma personalidade sem vida. Nunca saiu da sombra de meu pai. Quando eu era adolescente, eu ficava com vergonha até do jeito de ela andar pela casa como um fantasma, uma sombra. E a idéia de que essa figura pálida, essa não-entidade fosse minha mãe, me aterrorizava".[31,32]

Compreender a indução: "Eu influencio o outro positiva ou negativamente"

Giovanni continua: "A coisa mais importante, entretanto é: será que, às vezes, eu me comporto como ela, mesmo em parte, quando estou com Fulvia? Será que, algumas vezes, ao menos, demonstro uma passividade esquisita que irrita Fulvia? Nessas horas, a gente fica trocando umas palavras desagradáveis e eu fico ainda mais ensimesmado. Não é que isso aconteça diariamente, mas que é freqüente, é". Esse último *insight* a que Giovanni chega, espontaneamente, mostra a consciência que ele tem da indução.

A indução

A indução significa agir de forma a estimular o outro a assumir (ou intensificar) certas atitudes e comportamentos em relação a nós. Usamos a indução a todo momento, estimulando nosso companheiro a rir, a prestar atenção em nós, a apreciar nossa presença, a sentir-se admirado e importante quando estamos juntos etc. Essas são induções positivas. Porém, muitos de nossos problemas com o próximo comportam, pelo contrário, induções negativas: temos a necessidade de atenção, mas nosso comportamento depressivo desencoraja o outro; queremos criar confiança e intimidade, mas nossas perguntas intrusivas levam nosso companheiro a desejar esconder-se ou defender-se; queremos nos afirmar, mas nosso protesto negativo irrita o ouvinte e interrompe o diálogo.

Espirais de indução negativa

Com freqüência, situações negativas provocam espirais de indução; cada comunicação torna-se errônea e a situação se deteriora. Quando, por exemplo, estamos em depressão, nossa lentidão e passividade provocam irritação nos outros; percebendo sua recusa sentimos faltar ainda mais a auto-estima e aumentar a depressão. Nossos gestos demonstram uma fraqueza ainda maior e nos sentimos cada vez mais debilitados e fechados em nós mesmos.

Quando estamos ansiosos, deixamos os outros nervosos; as pessoas ficam nos fazendo perguntas impacientes que nos deixam pressionados, e aí sentimos que nossa ansiedade aumenta. Ficamos todos nervosos e irritados e nos separamos insatisfeitos.

Se justificamos nosso comportamento de forma raivosa, o outro sente-se oprimido pelo nosso tom de indignação. Tínhamos necessidade de compreensão, e o outro comporta-se com frieza. Nossa indignação aumenta ainda mais. O outro responde brigando, sem mostrar qualquer compreensão, e nós ficamos agressivos e prontos para explodir. Resultado: ou explosão ou ruptura.

Giovanni deu um passo emotivo importante quando reconheceu a possibilidade de estar provocando a atitude crítica e autoritária da esposa com sua passividade inconsciente ligada a uma identificação com a "figura espectral" da mãe. O grupo ofereceu outras identificações: "Talvez a minha passividade derive do fato de eu não saber dizer objetivamente aquilo que preciso, como um forte abraço e um beijo quando estou chegando em casa, ou um pouco de carinho, à noite". Ocorreu uma identificação mais profunda: "Minha mãe sentia-se vencida pela vida. Era uma resignada. Pode ser que eu sinta, profundamente, dentro de mim, idêntica resignação".

Conforme as regras, Giovanni repete a parte de cada identificação com a qual concorda. Assim, sente que é possível usar a compreensão do grupo para reconhecer algumas partes dolorosas da própria experiência e assumir, para si, a responsabilidade da indução parcial da atitude negativa da mulher. O fato de que Giovanni tenha conseguido descobrir essas partes dolorosas dele mesmo, enquanto os membros do grupo que o circundam são vistos como indivíduos que manifestam empatia, que não julgam e que estão prontos a ajudar, faz desses confrontos terapêuticos novos estímulos para a criação de uma mudança positiva.

Concluindo: *é doloroso enfrentar partes do eu que não são desejáveis: vingança, ciúme, humilhação, incapacidade.* Às vezes, um terapeuta ou diversos membros do grupo conseguem nos indicar essas partes escondidas e desagradáveis de nós mesmos. Como podemos, porém, receber tão difíceis mensagens oferecidas com intenções assim positivas? Os métodos que anteriormente descrevemos sobre a identificação e a provocação, mediante o uso de mensagens ditas na forma "Eu", oferecem um meio muito sensível de transmitir a idéia dolorosa com boa carga de empatia e respeito.

As induções do terapeuta: "Estamos sempre provocando algo"

A terapia biossistêmica baseou-se, desde o início (década de 1970), no conhecimento da *intensidade da energia.* A curva energética dos sistemas simpático e parassimpático representou um modelo fisiológico capaz de explicar a mutação das intensidades energéticas. Por intensidade da energia entendemos a intensidade de comportamentos observados (vistos externamente), bem como a intensidade de emoções e impulsos internos (vistos internamente, mas intuídos pelo observador externo).

Portanto, para sustentar as mudanças das intensidades energéticas ou seguir a curva energética do paciente (definida por Maurizio Stupiggia, muito apropriadamente, como "empatia do corpo"), *o terapeuta muda a intensidade do próprio comportamento pessoal e fica em sincronia com o paciente.* Além disso, o terapeuta biossistêmico de grupo dá instruções aos *membros do grupo* (já vimos diversos exemplos no caso do Giovanni) para que, eles também, *fiquem em sintonia com o paciente; por exemplo, pode-se recorrer a imitações, ecos, respostas em coro etc.*

O ponto é que o impulso emotivo *requer* empatia psicológica e corporal para poder vir à tona. Não existe qualquer neutralidade! Ou vocês ficam, de alguma forma, em sintonia com a pessoa ou, então, se estão completamente imóveis todo o tempo (como tendem a ser alguns terapeutas "neutros"), vocês estão recusando a empatia do corpo e, talvez, bloqueando os impulsos emotivos do paciente ou, pelo menos, aqueles que são indefiníveis, difíceis e que, para virem à tona, têm necessidade de sintonia e empatia.

Sintonizar-se não significa macaquear de maneira artificial. *Sintonizar-se significa fazer o grau justo de imitação parcial mostrando assim, ao paciente, que estamos atentos, abertos, prontos para compreender, e que o reconhecemos como pessoa única.* É evidente que, para que os futuros terapeutas adquiram competência profissional neste setor tão delicado, são necessários cursos de formação, acompanhados por estudos e videorregistros do próprio comportamento comunicativo.

Uma nova hipótese: "Movimentos oculares, fenômenos elétricos cerebrais e estados de confusão"

Nossa hipótese é a de que uma experiência traumática (crítica, ataque, abandono etc.) crie distúrbios no funcionamento cerebral, incluídos aqueles dos fenômenos elétricos cerebrais, alguns dos quais podem ser revelados por estudos de encefalogramas. Como podemos observar os sinais desses estados internos? Exatamente como a fase de sono paradoxal se revela pelos movimentos rápidos dos olhos (Rem = *Rapid Eye Moviments*), acreditamos que algumas pessoas possam revelar aspectos do próprio estado psicológico perturbado por certos tipos de movimento ocular que podem ser definidos como esquivamento, mobilidade ou destaque improvisado (geralmente como um caráter de indeterminação e de não-focalização) etc. O modo de bater as pálpebras que acompanha essas mudanças pode ser trêmulo, fraco, irregular e assim por diante.

Qual a implicação clínica desse novo modelo? Já que as funções corporais não são lineares mas se desenvolvem mediante processos da interação *feedback* e circulares, achamos que *os movimentos oculares expressam o distúrbio do funcionamento cerebral e, ao mesmo tempo*, o sustentam *e o* reforçam. Isso significa que nós nos encontramos diante de um novo instrumento clínico. *Como poderemos influenciar tais tipos de movimentos oculares de forma a conseguir a redução do distúrbio cerebral ligado a estados de confusão e incerteza? Por meio da empatia corporal a nível visual!* Podemos, portanto, criar interações olho a olho com o sujeito (uma abordagem que estamos desenvolvendo atualmente) de forma a criar, antes de tudo, uma sintonia visual e, depois, num segundo passo, criar um ritmo visual. Isso significa que, uma vez já em sintonia com o paciente, poderemos fazer fracos e imperceptíveis movimentos oculares que influenciem a atividade visual do paciente.

Podemos, ainda, explicar ao paciente que mostra uma ligação entre movimentos oculares e confusão psicológica e incerteza, qual é a nossa abordagem e, no caso de ele se interessar, podemos lhe propor alguns exercícios a serem feitos durante e após a sessão terapêutica. Os exercícios poderão ajudá-lo a levar os movimentos visuais (e, portanto, na nossa hipótese, o estado de distúrbio psicológico) a uma condição de funcionamento correta.

Como todos os aspectos do trabalho terapêutico, este é tão-somente um passo na completa estrutura do desenvolvimento psicofisiológico e, para sua plena realização, é necessário o concomitante apoio de todas as outras forças terapêuticas descritas neste capítulo.

A abordagem biossistêmica *não* é uma série de técnicas específicas. Muito mais do que isso, temos uma orientação em direção à relação mente-corpo que permite ao terapeuta servir-se da própria experiência passada e, ao mesmo tempo, criar novas técnicas para o indivíduo único que é o paciente que está diante dele. "Cada paciente é um caso de pesquisa." É por esse motivo que, *mesmo atingindo nossa experiência de métodos específicos elaborados no passado, devemos permanecer flexíveis.*

Métodos de movimento do corpo na terapia biossistêmica

Na história de Giovanni estão descritas diversas técnicas biossistêmicas: A seguir, apresentaremos uma outra série de técnicas. De qualquer forma, o conjunto delas não é coisa completa e, mais importante que isso, o terapeuta biossistêmico não se aproxima do paciente com uma idéia prefixada de que usará uma técnica em particular; pelo contrário, ele coloca ao paciente várias questões fundamentais a respeito de seu problema, faz observações que denotem sua intenção de compreendê-lo e tenta entrar no mundo interior desse paciente.

No entanto, segundo nosso ponto de vista, sermos receptivos e mostrarmos aceitação não basta para resolver problemas acumulados durante anos, como atitudes negativas, falta de confiança em si, incapacidade de proteger-se da agressividade do outro, tendência à *escalation* da conflitualidade agressiva até provocar algum tipo de dano, presença de depressão profunda, ansiedade ou outras formas de sofrimento, sensação de isolamento, alienação, falência e derrota constantes etc. A gama dos problemas que o terapeuta enfrenta é vastíssima e é por esse motivo que ele deve mostrar tantas capacidades.

Métodos e objetivos da terapia biossistêmica

Vamos apresentar aqui uma série de *métodos* e *objetivos* perseguidos pelo terapeuta biossistêmico. A contribuição especial da abordagem biossistêmica é representada pela intensidade e variação das técnicas de movimento do corpo; veremos, porém, que muitas outras funções psicológicas entram também em jogo.

Poder-se-ia considerar o problema inicial ou a sensação de ansiedade como o ponto de partida para uma série de mudanças; *tudo aquilo que o paciente faz durante o processo terapêutico indica que ele está aprendendo e colocando em prática as novas capacidades.*

Atitude mental: o duplo centro de atenções

O terapeuta possui, num mesmo tempo, um duplo centro de atenções: ele próprio e o paciente. Dessa forma, o terapeuta fica consciente (ou consciente pela intuição) das próprias reações mesmo mantendo-se atento ao paciente. Essa concentração íntima por parte do terapeuta permite a obtenção de informações essenciais em relação àquilo que o paciente está sentindo. Muitos elementos de uma experiência emotiva profunda parecem passar por processos inconscientes que cobrem a distância entre corpo e corpo, entre duas pessoas que se encontram em sintonia empática. Isso pode ser definido como o aspecto *informativo* da atenção interna do terapeuta. Eu acrescentaria um outro fator que se relaciona com minha orientação pessoal: fico atento, somente em parte, a meu mundo interior, já que meu desejo é existir enquanto desenvolvo minha atividade de terapeuta. Defino essa segunda posição, a de estar presente para o outro e, concomitantemente, para mim mesmo, como a *dimensão existencial*.

Sintonia psicofísica

Pergunto-me: "O que poderia estar ocorrendo atrás das palavras, gestos, expressões fisionômicas e movimentos respiratórios dessa pessoa que já conheço e que está falando comigo?".

Deixo vir à tona minha motivação interna e busco o Desconhecido, a pessoa interior, invisível para mim e para os demais: a experiência interior do outro que nem eu nem ninguém jamais conhecerá realmente, mas que com minha experiência profissional me permite certa aproximação.

Permito-me ainda mudar, de maneira apenas consciente, a minha posição, especialmente a da espinha, costas e braços; às vezes, um pouco a do rosto (mas, dessa parte do corpo, somos muito pouco conscientes) de modo a conseguir, gradativamente, um nível parcial de sintonia.

Logo que a pessoa se revela por palavras e comportamentos corporais, limito-me a deixar-me ir porque sei que o que está para acontecer me agrada e me interessa e, ao mesmo tempo, tenho a confiança de que o paciente fará progressos na sua aventura terapêutica.

Aumentar a intensidade

Concentração. Feche os olhos. O que você sente no corpo? (O impulso). O que você sente em relação a você mesmo? (Nós mesmos). Quem lhe vem à mente quando você está de olhos fechados? Em quais situações? (O outro).

Intensificar a sensação-impulso. Quando você me disse "Estou tenso", você colocou, por um instante, a mão sobre a parte inferior do peito (o terapeuta mostra "onde", criando uma imagem especular do gesto que ele viu o paciente fazer). Uma vez que o paciente tenha colocado sua mão sobre aquela zona particular do corpo, geralmente uma parte do abdômen, peito ou garganta, o terapeuta continua: "Você pode continuar mantendo sua mão aí... Agora, comece a aumentar a pressão. Aperte com a mão, cada vez mais forte! Respire contra essa pressão! Agora aperte ainda mais! Prolongue o exercício! Respire mais profundamente!".

Repetir o gesto. Foi esse o gesto que você fez cada vez que protestou porque não quis ser obrigado a obedecer! Você pode repetir a mesma frase e o mesmo gesto? (o terapeuta acompanha o gesto; pode, também, fazer eco, repetindo a frase).

Mais intensamente. Você pode falar cada vez mais alto quando tiver de dizer aquela frase? (o terapeuta mostra como). *Facultativo*: cada vez que fizer esse gesto (o terapeuta mostra qual), você pode fazê-lo com mais força ainda?

Aumentar o tônus muscular geral enquanto sentados. Enquanto você fala desse problema e tem as sensações que ele lhe provoca, consegue também empurrar os pés contra o chão e a espinha contra a cadeira? (o terapeuta mostra a posição). Agora observe se começam a surgir, com maior força, algumas de suas sensações.

Aumentar o tônus muscular geral enquanto de pé. Você pode tentar dobrar os joelhos. Dobre-os um pouco mais ainda. Agora, empurre para fora os cotovelos, como se você quisesse ocupar mais espaço. Você pode fechar em punho uma das mãos. Agora pode sacudir o punho como se estivesse enfurecido com alguém ou como se quisesse mostrar sua determinação.

Aumentar o tônus muscular geral enquanto deitados. Tente levantar a cabeça... e agora a parte superior da espinha... você consegue ficar nessa posição? Minha mão sob sua espinha só está aí para você perceber a posição levantada, não para sustentá-lo. Agora você consegue levantar as pernas? Isso requer um grande esforço: sua cabeça, a parte superior da espinha e os ombros levantados; também os pés e as pernas para cima. Tudo junto! Bom! Agora continue! (repetido e prolongado). Depois: quando você quiser sair da posição, diga-me, e eu vou incentivá-lo a continuar, ainda por uns poucos segundos.

Criar uma situação física emotiva significativa

Cada pessoa fica com um companheiro. Circundem com os braços seus companheiros, sem apertá-los, mas com determinação e firmeza. Agora o companheiro vai tentar afastar-se: "Quero caminhar!", enquanto a pessoa que o segura, responde: "Não! Fique comigo!" (frase alternativa: "Você está inibido e bloqueado; não há nada que você possa fazer!". Réplica: "Isso não! Eu posso fazer alguma coisa e vou fazê-la!".). Uma vez concluído o exercício, os participantes podem criar novas frases para expressar a condição emotiva: o empurrão positivo ou a atitude de oposição.

A pressão do círculo. O grupo forma um círculo em torno da pessoa que será o sujeito ao centro. *Cada pessoa coloca uma das mãos sobre uma parte do corpo do companheiro e o outro braço ao redor dos ombros da pessoa que está a seu lado na roda*. A pessoa pode afastar as mãos que o tocam, modificando a posição e a pressão. Enquanto a pessoa fala, a pressão da mão aumenta (a pressão correta da mão geralmente catalisa a reativação muscular intensificando, assim, as emoções correlacionadas).

"Quero" em contraste com "não quero". A pessoa mostra seu desejo e, ao mesmo tempo, certo caráter de ambivalência: *"Quero falar com meu companheiro, mas não posso"*, *"Quero prestar o exame, mas estou com medo"*, *"Quero mudar, mas talvez seja perigoso"* etc.; *o desejo positivo representa o avanço, ao passo que a negociação do desejo representa a parada*. Na primeira fase, pedimos ao paciente que tente vir à frente com o próprio corpo e que expresse verbalmente a vontade: "Não; na verdade, não quero fazer isso!" ou "Estou com medo de fazer isso!" ou ainda: "Fico com vergonha de fazer isso: me parece um gesto egoísta demais" etc. Na segunda fase, trocamos de papéis e o paciente fica verbalizando a negociação do desejo; nós empurramos para a frente o sujeito enquanto verbalizamos a vontade positiva. É bastante freqüente acontecer que a agressividade mais forte fique fechada no movimento feito para deter os outros. Dessa forma, o sujeito exercitará, nessa fase, uma *força enorme*. E isso vai revelar uma agressividade oculta mais intensa que aquela demonstrada pelos métodos em que se dão "grandes golpes".

Apoio verbal do grupo. O grupo faz eco ao paciente repetindo, por exemplo: "Quero sair-me bem em meu novo trabalho", e acrescenta idéias análogas: "Tenho capacidade para tal", "Tenho confiança em mim mesmo!", "Consigo fazer os sacrifícios necessários" etc.

Apoio verbal e provocações verbais. As pessoas que estão atrás do sujeito no centro mantêm seus movimentos e também suas afirmações verbais, usando a repetição e acrescentando frases análogas (como no método acima citado). As pessoas que estão em pé, diante do sujeito, opõem-se a seus movimentos e expressam, ainda, uma oposição verbal: "Você não dá conta!", "Você não vai conseguir nunca!", "Não vamos deixar você fazer isso!", "Você nem sabe como fazê-lo!" etc. Às vezes, a oposição pode ser ainda mais específica: "Você sabe que sua esposa é contrária à sua idéia e, por isso, você tem medo de ficar contra ela!".

Todos os métodos que possuem conteúdo provocativo ou de desconfiança são usados somente com a permissão do próprio sujeito. Nenhum método, jamais, é imposto a uma pessoa. Se o paciente disser "Não", sua vontade será plenamente respeitada. O exercício não deve ser feito e a recusa do paciente não será julgada como um sinal de resistência. Se um método for recusado, pode ocorrer de o terapeuta querer perguntar: "Você tem alguma outra sugestão?". Se ele disser "não", o terapeuta pode perguntar: "Posso saber dos componentes do grupo se eles sugerem alguma coisa?". (Muitas vezes, esse pedido é aceito; porém, se ele continuar a recusar, então o terapeuta deve fazer uma metacomunicação apropriada, como "A essa altura devemos aguardar, a menos que você veja uma outra possibilidade.")

Abrir o tórax e o abdômen. O terapeuta ou um membro do grupo fica de pé diante do sujeito, oferece-lhe a parte lateral do braço e sugere empurrá-lo para a frente. Enquanto o sujeito empurra, o outro continua imóvel e de pé, estendendo a parte lateral do corpo, e não a frontal. Desse modo, o paciente pode empurrar com bastante força o próprio abdômen e o tórax contra o antebraço do outro, inclusive emitindo sons, se o desejar. O sujeito e a pessoa que o ajuda podem ser também sustentados pela pressão das mãos e dos corpos dos membros do grupo que os circundam, formando um pequeno cerco. Os membros do grupo colocam-se também disponíveis para ajudar com outras técnicas (identificação de apoio, identificação provocatória, repetição etc.). Isso faz vir à tona sensações de vulnerabilidade (na esfera do parassimpático), permitindo a verbalização.

Dar movimento à espinha. Durante o período de preparação ou na fase do trabalho emotivo caracterizada pela agressividade do simpático pratica-se uma vigorosa massagem na espinha. Essa massagem favorece movimentos agressivos e impositivos dos braços, como os de dar golpes fortes ou arrancar.

Pressão interna constante. Muitas vezes, o sujeito encontra um ponto particular na parte superior do ventre, no peito ou nas costas, que parece necessitar de uma intensa e constante pressão, como se nesse nó muscular se tivesse introduzido um bloqueio emotivo. A pessoa que ajuda encontra a posição exata, guiada pelo sujeito (se nos afastamos dois centímetros daquele ponto certo, podemos obter um efeito notavelmente menor). Dessa forma, a pessoa que ajuda acha o jeito de exercitar uma pressão prolongada e intensa enquanto o sujeito empurra todo o corpo para opor-se a essa pressão. A pressão intensa pode ser prolongada quando se coloca a mão aberta e a outra por cima para reforçar; ou, então, uma das mãos fechada em punho e a outra empurrando; ou, ainda (com a pessoa que ajuda estando agachada), as costas de encontro à zona que se deseja do paciente. Se a pessoa que ajuda coloca um pé contra a parede e o outro afastado para a frente, pode receber um apoio posterior para manter estável a posição de tensão. *Muitas emoções profundas necessitam de uma pressão desse tipo para poder emergir à superfície da consciência* e, ao mesmo tempo, para permitir que se afrouxe a tensão muscular com a qual se retém a emoção.

Verificar para que seja mantida a aliança terapêutica

Após ter feito um exercício que usou a provocação física ou verbal, o terapeuta pode desejar assegurar-se de que o sujeito ainda esteja sentindo a *aliança terapêutica* com o terapeuta e com os demais membros do grupo. Assim, pode perguntar: "Você me percebe, e ao grupo, presentes e atentos a seus confrontos?... Sente que estamos a seu lado?... Você percebe que nossas provocações tinham só o intuito de ajudá-lo?". Se o sujeito responder "Não" ou se ele se mostrar em dúvida, o terapeuta pode pedir um esclarecimento como "Qual o problema que você pensa ter conosco neste momento?". Ou, então, o terapeuta pode pedir uma forma para reavivar a aliança. "O que podemos fazer para que você sinta o nosso respeito e a nossa solidariedade?" Se o problema for sério porque o paciente não tem mais confiança no terapeuta ou no grupo, pode ser necessário um período de confronto ("Qual é o problema?") e de reparação ("Como poderíamos restabelecer a aliança?"). Isso tem prioridade sobre a questão da análise individual. Em outras palavras, *a aliança do Eu-Outro é mais importante do que a exploração do eu e do impulso*.

Verificar se a primeira fase do trabalho, intensificação e descarga, foi completada

É bem freqüente que a passagem da fase I, intensificação e descarga, para a fase II, nova aprendizagem e experiência de correção, seja clara e evidente. O sujeito fica com o olhar brilhante, fica relaxado, positivo e confiante. Há outros momentos, porém, em que pode ocorrer que o terapeuta não esteja certo de que a transformação das emoções tenha sido completada. Nesse caso, ele pode colocar ao sujeito uma das muitas perguntas pertinentes para verificar a situação interna: "Como você se sente agora?", "Ainda está sentindo raiva?" (se o trabalho se desenvolvia na modalidade do simpático). "Tem ainda aí um pouco de tristeza?" (se o trabalho se desenvolvia na modalidade do parassimpático). "Existe em você, ainda, alguma sensação de ofensa ou de tensão à qual devemos questionar?" (para descobrirmos se há, ainda, sofrimento psíquico). *"A gente ainda está na fase de exploração dos problemas ou podemos começar a elaborar as soluções?"* (se o paciente tem consciência dos conceitos que se referem à passagem da fase I à fase II, "primeiro intensificação, depois nova aprendizagem" ou, tendo discutido isso com o terapeuta, entende nosso caminho e indica a direção adequada).

Normas para admissão de decisões na intervenção

Toda admissão de decisões para a estratégia na terapia biossistêmica segue este paradigma:

1. o terapeuta pode fazer uma sugestão;
2. o sujeito pode apresentar sua idéia pessoal;
3. o paciente toma a decisão final.

Nem é necessário dizer que o terapeuta jamais propõe um método que pareça perigoso ou imoral, tanto para ele mesmo quanto para o sujeito. Da mesma forma, ele nunca aceita propostas do gênero por parte do sujeito.

130

Como realmente, e na prática, funciona esse modelo de mútua admissão de decisões, tendo o paciente a responsabilidade final? Freqüentemente, o terapeuta toma a iniciativa e, sem hesitar, faz sua própria sugestão. Faz isso para evitar lacunas energéticas quando o trabalho perde o ritmo. Entende-se, entretanto, que o sujeito mantém sempre o direito de dar sua própria sugestão e, mais importante ainda, é dele a responsabilidade da decisão final: "Sim, quero fazer o exercício", ou "Não, não vou fazê-lo". E, uma vez iniciado o exercício, o paciente tem ainda o direito de dizer: "Vamos parar; não quero continuar". O "não" do paciente, como dissemos anteriormente, jamais será criticado ("Você não se leva a sério", "Você não quer melhorar", "Olhe a resistência", "Você mesmo não se ajuda"). O terapeuta, de fato, reforça qualquer decisão: "Você está mostrando sua capacidade de falar não", e pode acrescentar a pergunta aberta: "Você quer amadurecer o que o leva a dizer 'não' ou prefere que tentemos um outro caminho?".

Alternativas para a nova aprendizagem e a experiência de correção

Com base nos princípios de admissão das decisões agora descritas, o terapeuta, o sujeito ou os membros do grupo podem fazer uma sugestão a respeito da orientação do trabalho emotivo. Descreveremos agora quais tipos de orientação podem ser escolhidos durante a fase da terapia biossistêmica, fase esta que pode ser definida como nova aprendizagem, estima positiva, novo programa, experiência de correção ou construção. Todos esses termos colocam em evidência o fato de que se está, agora, construindo um novo Eu.

Enfrentar o problema originário com maior decisão

Muitos problemas psicológicos ocorrem pela "inibição da ação diante do estresse", como disse Henry Laborit. *Enquanto o trabalho da fase I estimulou a averiguação das emoções negativas — cólera, ofensa, tristeza — existentes por causa desse estado inibidor, o trabalho da fase II procura atenuar o problema (e, ao mesmo tempo, cultivar novas capacidades de afirmação), ajudando o sujeito a comunicar-se, com decisão e clareza, dentro de uma situação de interpretação de papéis.* Assim, por exemplo, se o trauma passado tinha relação com a recusa de um pai crítico e punidor ("Via só os meus erros e nunca me dizia uma palavra gentil. Quando me batia, batia pra valer"), a interpretação do papel pode comportar o confronto com um capoufício temido ou com um inspetor autoritário que esteja presente. Se o problema tinha relação com a passividade nos confrontos com um irmão ("Eu vivia na sombra dele"), a interpretação de papel pode comportar que o sujeito tome a iniciativa com seus amigos.

Aprender a negociar os conflitos

Quando o problema se refere a um conflito contínuo e a uma constante hostilidade no passado, entre o sujeito e seus pais, ou entre os próprios pais, a avaliação do problema pode levar a concluir que faltavam modelos para a negociação e solução do conflito no período de crescimento do indivíduo. Portanto, *a experiência de correção poderia ser dirigida ao desenvolvimento de uma sessão, com a finalidade da auto-afirmação e solução desse conflito*: os membros do grupo encorajam o sujeito e fazem identificações na primeira pessoa para ajudar a preparar o terreno. A sessão de exercitação prática recria uma situação presente na qual o sujeito está enfrentando conflitos constantes entre marido e mulher, pai e filho, colegas etc.

Criação das figuras positivas dos pais

Às vezes, verifica-se espontaneamente a criação de figuras positivas dos pais como meio para atenuar os sofrimentos e a sensação de privação que foram suscitados e estudados na fase I. Tal criação poderia também ser introduzida como nova possibilidade na fase II (Essa idéia foi apresentada pela famosa Frieda Fromm-Reichmann[33] e, depois, desenvolvida pelo psicólogo Albert Pesso.[34] *A criação de figuras positivas dos pais pede que o terapeuta ou um membro do grupo assuma o papel de um pai positivo, oferecendo carinho, apreço, calor, atenção serena* e assim por diante. A experiência positiva não elimina o trauma precoce provocado por um comportamento negativo dos pais, mas cria um modelo novo, uma nova visão e, freqüentemente, a esperança.

O sujeito como pai nos confrontos dos próprios filhos

Nessa experiência, o sujeito contradiz a lógica rígida do "tal pai, tal filho", ou "tal mãe, tal filha". Em outras palavras, o objetivo é trocar a fórmula segundo a qual o problema se repete de uma geração à outra. O sujeito, em vez de ter o terapeuta ou um membro do grupo desenvolvendo o papel do pai positivo, como no método acima descrito, torna-se agora, ele mesmo, o pai positivo, e assume o papel de quem nutre e oferece afeto e compreensão a uma ou mais pessoas que interpretam o papel dos filhos. Os membros do grupo podem personificar os filhos assumindo seus nomes, idades e caráter. Se o sujeito não possui filhos mas demonstra claramente querer tê-los no futuro (desejo talvez bloqueado pelos modelos negativos dos parentes, no passado, e pela falta de confiança em si mesmo), então *a oportunidade de exercitar-se no papel de pai positivo (com o apoio e as identificações do grupo) pode criar um momento importante que será lembrado futuramente.*

Usar a crítica construtiva e a metacomunicação

A *crítica construtiva* e a *metacomunicação* representam duas formas de comunicação em que a pessoa sabe como provocar um *impacto positivo nos outros.*

Quando usa a crítica positiva, a pessoa sabe perfeitamente como indicar aquilo que não lhe agrada e o que prefere; mas a linguagem da crítica construtiva é clara e pura, privada de quaisquer insultos, qualidades vagas ou observações negativas. Desse modo a relação mantém-se sólida.

Ao usarmos a metacomunicação, que é outra modalidade especial da comunicação, a pessoa faz observações a respeito de sua comunicação pessoal ou a respeito da de seu companheiro, *de modo que fique esclarecido o significado daquilo que se quer falar e se eliminem os significados não desejados*. A metacomunicação, além disso, pode ajudar a estabelecer, para o futuro, novas estratégias de comunicação (mais positivas, mais originais, mais funcionais). Minhas experiências pessoais, na psicoterapia, ou em minha vida familiar, levaram-me a concluir que *o uso correto da metacomunicação pode resolver a maior parte dos problemas de comunicação*.[35]

Para usar essas novas formas de comunicação, os membros do grupo devem, antes de qualquer coisa, ler o material necessário e, portanto, ter tempo de experimentá-lo nas sessões de exercícios. Quando o trabalho da fase II comporta o uso de crítica construtiva e de metacomunicação, os exercícios práticos podem fornecer a todos os componentes do grupo a oportunidade de melhorarem a capacidade de metacomunicação.

Auto-estima e existência

Para um indivíduo que tenha sofrido profundamente pela escassez de auto-estima e/ou pelas atitudes negativas nos confrontos com os outros, o extremamente simples exercício de dizer o que mais lhe agrada em si próprio e nas pessoas presentes pode suscitar um importante impacto emotivo. Freqüentemente, o apreço tem relação com as próprias capacidades e qualidades: "Sou uma pessoa cordial", "Sei ajudar e estar disponível para o próximo", "Consigo ser uma pessoa criativa", "Tanto sei rir como fazer rir", "Sei cantar e dançar" (e o sujeito pode fazer aquilo que está contando enquanto os membros do grupo o acompanham, participando).

O apreço pode ser existencial, não no sentido das capacidades ou qualidades específicas, mas simplesmente *do ser, do existir*: "Eu sou e isso é suficiente!", "Eu existo, Eu vivo e isso é o mais importante! Meu coração bate, o sangue corre nas veias, eu vejo e respiro! Não tenho necessidade de me confrontar com os outros. Eu existo, e esse é o ponto de partida de tudo que é importante em minha vida". Creio que esse tipo de apreço existencial seja essencial para todos. É incondicional e não exige qualquer prova de capacidade ou avaliação de qualidade. O ponto essencial é que, agora, cada um de nós está vivendo e que isso não será sempre assim, pois somos seres mortais. Por isso, *da mesma forma que a vida pode ser preciosa, nós, como seres viventes, somos igualmente preciosos*.

Integração psicológica

O sujeito pode discutir o significado de seu trabalho durante a fase I, inclusive as razões de seu sofrimento e as conseqüências que esse sofrimento provocou em seu desenvolvimento. Por exemplo: o trauma infantil foi a causa de certo comportamento emotivo? ("Ninguém nunca me amou", "Jamais vou ter confiança em alguém"). Nesse caso, esse comportamento pode, agora, ser reexaminado e, talvez, até mesmo mudado? Uma orientação pessimista pode ser substituída por uma atitude mais otimista? A própria dependência da figura familiar pode ser substituída por uma independência mais madura? Será possível a pessoa ver essa área particular do trabalho emotivo dentro das mais vastas fronteiras da evolução pessoal que comportam o reforço de certos valores ou a admissão de novas decisões? Quais são as partes do trabalho que ainda requerem atenção e exploração?

Novos projetos

A fase II pode servir como período de criação de um novo projeto que, depois, será reforçado mediante a *visualização positiva*. O projeto pode visar uma importante decisão na própria vida e envolver o casal, a família, a carreira profissional, o lugar onde viver etc. Com freqüência, o projeto pressupõe passos curtos: uma nova iniciativa, uma comunicação diferente, um posicionamento positivo etc., tudo isso a ser feito diariamente. *Crescer a passos curtos é, muitas vezes, mais seguro do que fazer uma grande travessia.*

Quando, além disso, *a gente imagina a nova ação, de forma correta, como se realmente estivesse por ocorrer "aqui e agora", é como se essa ação fosse efetuada pela primeira vez.* A visualização positiva cria uma nova marca.

O projeto para o tempo livre

A abordagem biossistêmica dá uma atenção particular ao uso do tempo livre. O que vem a ser o "tempo livre"? *Geralmente, estamos nos referindo àquele período do dia em que pensamos decidir sozinhos o que fazer.* Seria, portanto, o tempo após o trabalho. Para alguns significa também o tempo em que não se sentem obrigados a ficar com as famílias; essa é uma decisão individual. De qualquer forma, sabemos que cada pessoa possui determinada parcela de tempo livre em que a decisão relativa ao que vai fazer é realmente dela (este livro, por exemplo, foi escrito por membros da Escola Biossistêmica durante o tempo livre que tiveram. Ninguém os obrigou a assumir tal tarefa, o que significa que o livro representa um projeto para o tempo livre).

Quanto tempo livre cada um de nós possui? Uma pessoa pode dizer "Cinco horas diárias, todo o tempo entre o momento em que paro de trabalhar e o momento em que adormeço". Uma outra poderia responder: "Menos de cinco minutos a cada dia: é quando finalmente estou na cama e apago a luz".

Qualquer que seja a idéia de "tempo livre", *e na abordagem biossistêmica cada decisão pessoal é respeitada*, são duas as perguntas que formulamos:

1. O que você resolve fazer durante seu tempo livre?
2. Como tomou tal decisão?

É uma pena que a instrução escolar normal e a vida familiar tenham nos preparado tão mal para enfrentar interrogações fundamentais como as que se seguem: Como quero gastar meu tempo? O que gostaria de fazer depois do trabalho? ou depois do jantar com a família?, ou depois de ter feito a limpeza na casa? Como vou passar meu fim de semana? Vou pensar num programa ou, simplesmente, vou me deixar ficar ao acaso? Se considerarmos o problema da televisão, a droga moderna, poderemos entender melhor a intensidade do problema: vinte horas semanais, ou mais, são dedicadas (pelo indivíduo comum) a assistir à televisão. No meu modo de entender (e cada vez mais pessoas chegam à mesma conclusão), isso significa que a nossa maior preciosidade, o tempo livre para criar e ser, sozinhos ou acompanhados, fica totalmente desperdiçado. Nos grupos de biossistêmica, esse problema é objeto de profunda discussão.

Uma nota final. Um grupo biossistêmico freqüentemente termina com a criação da própria música e da própria dança. Um momento bem especial ocorre quando uma pessoa conclui o trabalho emotivo da fase I e da fase II em um particular estado de abertura e criatividade; nesse ponto, *o grupo pode criar um subfundo de ritmos e movimentos enquanto o sujeito torna-se um poeta que conta cantando (até em rimas) a própria viagem através dos mundos interiores do estresse e do sofrimento; assim é celebrada sua volta.*

Notas bibliográficas

1. GENDLIN, E. "Checking back with the Feeling", in: *Focusing*. Everest House, 1978, pp. 61-2.
2. SCHATZMAN, M. "Assimilating Language into Body Experience", in: *Soul murder: the case of Schreber*. Allan Lane, 1973, pp. 86-7.
3. ROGERS, C. *On becoming a Person*. Houghton Miflin, 1961.
4. MORENO, J. L. *Psicodrame*, vols. I-III (tr. it. di Ottavio Rosati), Astrolabio, 1989.
5. POLSTER, E. POLSTER, M. *Gestalt therapy integrated*. Vintage Books, 1973; a respeito das polaridades, pp. 178-84.
6. LOWEN, A. *Bioenergetics*. Simon and Schuster, 1975; sobre a posição de pé e criação de raízes, pp. 94-8. (No Brasil, sob o título *Bioenergética*. São Paulo, Summus, 1982.)

7. RISPOLI, L. e ANDRIELLO, B. "Mobilizzazione posturale ed emozionale", in: *Psicoterapia corporea e analise del carattere*. Boringhieri, 1988, pp. 275-7.

8. BOADELLA, D. "Centraggio, grounding e facing", in: *Biosintesi*. Astrolabio, 1987, pp. 21-6.

9. LISS, J., "Terapia biossistemica: l'integrazione biologica". *Riza psicosomatica*, 54, agosto de 1985, pp. 32-6.

10. BANDLER, R. e GRINDER, J. *Frogs into princes: neurolinguistic programing*, Real People Press, 1979; a respeito dos três canais experimentais, pp. 25-7, 45, 50. (No Brasil, traduzido sob o título: *Sapos em Príncipes*. São Paulo, Summus,1982)

11. PERLS, F., HEFFERLINE, R. e GOODMAN, P. *Gestalt therapy: excitemente and growth in the human personality*. Penguin Books, 1972; a respeito de negócios inacabados, pp. 15-6.

12. GELLHORN, E. *Principles of autonomic-somatic integrations: physiological basis and psychological and clinical implications*. University of Minneapolis Press, 1967.

13. LISS, J. "Il sistema nervoso autonomo", in: BOADELLA, D. e LISS, J., *La psicoterapia del corpo*. Astrolabio, 1986, pp. 80-91.

14. LISS, J. "Approfondimento del radicamento verticale e del radicamento interno grazie al rimbalzo del simpatico-parasimpatico". *Psicologia e Società*, XIII (XXXV), 1988, p. 2.

15. VENTURINI, R. *Sistema neurovegetativo e personalità*. Bulzoni, 1979.

16. ROSSI, E. "Apprendimento stato-dipendente", in: *La psicobiologia della guarigione psicofisica*, Astrolabio, 1987, pp. 55-76.

17. FREUD, S. "Il caso della signorina Elisabeth von R.", in: *Studi sull'isteria e altri scritti, Opere*, vol. I. Boringhieri, 1985.

18. FOURCADE, J. M. e LEHNARDT, V. "Les bio-scenarios", in: *Analise transactionelle et bio-energie*. J. P. Delarge, 1981, pp. 51-83.

19. LISS, J. "Violence in Safety", in: *Free to Feel*. Wildwood House, 1974, pp. 152-6.

20. RUGGIERI, V. "Emozioni e loro espressione: rabbia", in: *Semeiotica di processi psicofisiologici e psicosomatici*. Il Pensiero Scientifico, 1987, pp. 79-83.

21. SCHEFLEN, A. *Il linguaggio del comportamento*. Astrolabio, 1977, pp. 41-8.

22. BROWN, M. *The healing touch: an introduction to orgasmic therapy*. Liferhythm, 1990.

23. LISS, J. *Comunicazione ecologica*. E. Meridiana, 1992.

24. LAING, R. D. "Persons and Experience", in: *The Politics of experience*. Londres, Penguin Books, 1967, pp. 17-45.

25. LAING, R. D. "Confirmation and Disconfirmation", in: *Self and others*. Tavistock, 1961, pp. 81-90.

26. WALTZLAWICK, P., BEAVIN, J. H., Jackson D.D. "The Content and Relation Levels of Communication", in: *Pragmatics of human communication*. Norton & Co., 1967, pp. 51-4.

27. MAHRER, A. "Entering the Patiente's Phenomenological World, Sharing the Patient's Attentional Center", in: *Experiential psychotherapy*. Brunner-Mazel Pubs., 1983, pp. 241-8.
28. LISS, J. "The Structure of Dialogue", in: *Family talk*. Ballantine Books, 1972, pp. 128-31.
29. STERN, D. "La prova e i meccanismi della sintonizzazione", in: *Il mondo interpersonale del bambino*, Boringhieri., 1987, pp. 154-62.
30. LABORIT, H. *L'inhibition d'action*. Masson, 1988.
31. BROWN, C. *The shadow and the body in theory and practice: the clinical application of the theories of C. G. Jung and Malcolm Brown*. M. A. Thesis para a Universidade de Antióquia, 1989.
32. BALDARO-VERDE, J. "Persone, maschere e ombre", in: *Donna, maschere e ombre*. Cortina, 1987, pp. 5-7.
33. FROMM-REICHMANN, F. *Principles of intensive psychoterapy*. University of Chicago Press, 1950.
34. PESSO, A. "The effects of Pre-and Peri-Natal Trauma", in: BOADELLA, D. (ed.), *Energy and Character*, vol. 22, 1, abril de 1991, pp. 13-27.
35. LISS, J. "La metacomunicazione: parlando della parola per parlare meglio", (artigo ainda não publicado), 1985.

7. PALAVRAS QUE MATAM E PALAVRAS QUE AJUDAM. A COMUNICAÇÃO

Roberto Mazzini

O branco e preto na comunicação

Lembro-me ainda de Luigi, um amigo com quem raramente me encontro hoje em dia, e com quem eu costumava passar muitas horas em seu quarto na Casa do Estudante, discutindo tantas coisas. Tínhamos a sensação recíproca de uma profunda compreensão entre nós. Ele era uma pessoa com quem eu podia conversar a respeito de tudo, pela certeza que eu tinha de ser ouvido e compreendido.

Essa lembrança me faz pensar em uma comunicação fluida, quase uma mágica, embora em outras situações, certamente, nem sempre tenha sido assim. Acho que todos nós já vivemos relações em que nos sentimos como que pegos na armadilha da comunicação insuficiente, perturbadora, agressiva:

"Você não me entendeu! Não era o que eu pretendia, o que eu queria mesmo dizer..."

"É a terceira vez que repito as mesmas coisas!"

"É, você está me falando isso, só que eu não acredito..."

Podemos acrescentar a esses três exemplos as ofensas, as longas e intermináveis discussões em que não chegamos a lugar algum, as brigas ferozes sobre pretextos que deixam distantes o verdadeiro cerne do problema; e aquela sensação de impotência, incompreensão e dor que acompanham experiências parecidas:

"Com aquela pessoa não consigo me comunicar."

"Fiquei totalmente bloqueado e não consegui mais falar..."

"No diálogo com ele eu freqüentemente sinto mal-estar e não entendo por quê..."

Cada um de vocês poderia acrescentar muitas outras, mas vamos imaginar agora que temos, diante de nós, três latas onde colocar "o eixo da comunicação": a primeira poder-se-ia chamar *não nos entendemos* e recolheria todas aquelas situações em que vivemos uma incompreensão, somos vítimas de equívocos, devemos estar sempre pedindo explicações; temos a sensação de não sermos substancialmente compreendidos, como se falássemos duas línguas distintas; chegamos, cansados, a um acordo e, depois, percebemos que fomos mal-entendidos; conversamos horas e horas a respeito de uma questão controvertida e percebemos depois que, substancialmente, estávamos de acordo, só que tínhamos intenções semelhantes mas nossas palavras eram diferentes; ou, então, partindo de afirmações parecidas, chegamos à conclusão de que pretendíamos coisas bem distintas.

A segunda lata poderia chamar-se *sinto certo mal-estar*. Colocaria nessa lata as situações em que, sutilmente, percebemos não estar em sintonia; o outro nos interrompe, o ritmo não é o mesmo, não ouvimos verdadeiramente um ao outro, a relação que se estabelece com a comunicação (ou aquela que o outro nos propõe) não sai boa, mas não conseguimos nos expressar; as reações do outro e seu comportamento não são o que esperamos dele; contamos uma coisa íntima e o outro faz troça ou não presta a atenção que desejávamos.

A terceira lata, eu a intitularia de *me machucaram*. Há alguém que nos faz de bobo ou nos insulta; nos encontramos em meio a julgamentos, acusações e críticas de todo tipo, ou nós é que fazemos isso aos outros; sofremos ou causamos dor com as palavras e não sabemos o que fazer: calar ou criticar?

Essas três latas salientam como a comunicação pode, às vezes, gerar um obstáculo à compreensão dos outros, uma barreira, um instrumento para fazer o mal, para atacarmos ou para nos defendermos; outras vezes, diante de tais dificuldades, são mais importantes os aspectos semânticos (o significado das palavras); outras vezes, são os aspectos relacionais ou as reações emotivas que mais importam.

Afortunadamente, ocorrem situações em que a palavra auxilia:

"Depois daquele esclarecimento, a relação agora está mais forte do que antes..."

"Aquilo que a gente se falou bem que me ajudou a lhe entender melhor."

"Com você eu consigo falar de tudo, sem problemas."

No momento, podemos concluir, salientando que a comunicação parece dotada de uma dupla potencialidade: positiva e negativa. Vamos tentar, agora, aprofundar a questão examinando alguns exemplos concretos tanto da vida cotidiana como das terapias, discutindo-as à luz da impostação biossistêmica, falando a respeito de alguns entre os mais estimulantes pontos de vista teóricos.

Uma certa competência comunicativa pode ser adquirida no assim chamado trabalho entre sujeito/diretor, ou de ajuda recíproca[1] e que requer, para tal, um trabalho prolongado. Desejo que o que venha a ser lido os auxilie a melhorar a comunicação em suas relações cotidianas e os estimule a refletir sobre a multiplicidade dos elementos em jogo quando as pessoas se comunicam.

Em outras palavras: Pode-se aprender a se comunicar melhor?

Uma abordagem clara e eficaz da comunicação

A biossistêmica considera a unidade corpo-mente como a base fundamental de trabalho; mesmo sendo uma terapia centrada no corpo, considera essencial também o trabalho a respeito da comunicação, por uma série de motivos assim resumidos:

1. a expressão das próprias *vivências emotivas* vem circundada por um importante fator de saúde psicofísica, em alternativa à inibição da ação[2] que, pelo contrário, levaria ao mal-estar psicológico e psicossomático;
2. a própria *linguagem interior* (falar consigo mesmo, os pensamentos automáticos da terapia cognitiva)[3] pode tornar-se mais apropriada e positiva;
3. os efeitos da *indução* podem ser mais facilmente padronizados quando se trabalha a comunicação verbal e não-verbal;
4. uma comunicação saudável permite instaurar *relações satisfatórias e claras* com as pessoas que nos cercam (uso da metacomunicação e da crítica construtiva), reduzindo o sofrimento e o isolamento.

Em relação ao primeiro ponto, a biossistêmcia estimula a capacidade de usar uma *linguagem integrada* mente/corpo. O trabalho terapêutico encoraja a expressão não-verbal dos sentimentos (voz, gesto, respiração...), ao lado da fala verbal, de tal forma que a palavra espelhe cada vez mais a pulsão profunda, cheia de emoção e expressividade, fonte de bem-estar e saúde.

Integração corpo-linguagem. A linguagem eficaz

Uma professora, conhecida minha, estava habituada, enquanto dizia a um determinado aluno: "Que lindo menino você é!", a dar-lhe um beliscão forte na bochecha e apertar os dentes, o que tornava sua voz semelhante a uma lâmina afiada. Que mensagem vocês pensam que chegou a essa criança?

Reflitamos sobre uma parte da sessão à qual uma cliente está às voltas com as relações familiares e o terapeuta biossistêmico presta atenção à coerência entre linguagem verbal e não-verbal:

Paciente	Terapeuta
Com voz chata, neutra, destacada: "Estou desesperada, não amo mais o meu marido e, além disso, ele me trai com uma colega".	Observa o contraste entre o verbal e o não-verbal, e o conteúdo emotivo da linguagem verbal.
Pequeno gesto da mão sobre a perna, como se estivesse indignada: "E pensar que quando se casou comigo, jurou amar só a mim; no entanto, logo depois, conheceu aquela mulher".	"Você pode repetir esse gesto enquanto conta?" (e repete-o com a paciente).

Outro pequeno gesto, com mais decisão na voz e no gesto: "Essa mulher, essa mulher, essa mulher...".

Apressadamente: "Meio raivosa, porque você vê, ela é jovem, engraçadinha, elegante, tem tudo que eu não tenho!".

Respira: "Então eu lhe dizia que ela é mais graciosa e simpática que eu...".

Respira.
"Mmmhmm."
"Sim, ele acha que eu sou velha e inútil."
Respira: "Aaahaa".

Perto do final da sessão: "Sabe, eu queria mesmo ser sedutora para ele, mas não sou capaz...".

"Você pode repetir 'essa mulher' e o gesto que fez?"
"Como se sente dizendo 'essa mulher'?"

Proponho-lhe que ao fim de cada frase faça uma boa respiração, se conseguir, e depois continue a falar.

Com o próprio corpo, sugere como respirar. "Essa mulher é mais graciosa e simpática que a senhora; a senhora pode emitir um som que expresse o que está sentindo ao falar isso?"

"Mmmhmm."
"Um som?!"
Continua explorando a pulsão que está emergindo.

"Proponho-lhe um exercício: um de nós vai representar o marido dela e ela vai tentar usar uma voz sensual conversando com ele. Quando a gente perceber que a voz dela está ficando sedutora, a gente avisa fazendo esse gesto aqui..."

Comentário

Na exemplificação anterior percebemos como o terapeuta, diante da separação entre os três conteúdos fortemente emotivos da história e a pouca participação corporal (voz chata), interrompe a enxurrada de palavras distantes e frias da cliente, buscando fazer emergir a pulsão que está por baixo. Para essa finalidade, usa as seguintes estratégias:

• estímulo da pulsão a um gesto que, depois, ele manda repetir;

- abrandamento da verbalização (depois ele se fixa nas frases ricas de implicações emotivas);
- colocação da respiração como *pausa* e como *contato* com as próprias partes viscerais;
- convite para traduzir, por meio de um som, a própria vivência emotiva.

Há ocasiões em que, de fato, as palavras, raciocínios, análises servem somente para que fiquemos longe de nós mesmos, de nossas emoções, de nossas vivências mais profundas.

O último exercício proposto à cliente é um meio para observar a própria comunicação e corrigir os efeitos não desejados, em vista do *projeto para a vida cotidiana* em que a biossistêmica insiste, não querendo se reduzir a uma mera catarse de sentimentos angustiantes.

Nesse exemplo, não se trata de falsearmos nós mesmos ou de interpretar um papel sedutor sem que o sejamos na verdade, mas de atingir os próprios recursos internos ainda não explorados, "pescar na caixa preta da pessoa" como diz Boal,[4] e esclarecer as pulsões confusas de forma a aumentar e melhorar a eficácia da própria linguagem e a integração corpo-mente. Às vezes, trata-se simplesmente de tomar consciência das próprias mensagens involuntárias, das próprias incongruências, e corrigi-las.

Conclusões

A linguagem não é feita só de palavras, mas, também, de tons de voz, olhares, expressões faciais... e de nuanças não-verbais que tornam uma mensagem clara ou ambígua, eficaz ou inútil (Fig. 8).

A coerência entre aspectos verbais e não-verbais é de importância fundamental também para a saúde mental;[5] muitas vezes dizemos coisas que não sentimos realmente e o corpo nos trai: a voz fica duvidosa, o olhar distante ou velado, os músculos rígidos, a respiração bloqueada etc.

Em nossa sociedade, o hábito de bloquear emoções, principalmente as negativas, porque "não fica bem", leva a problemas complicados também na comunicação. Um trabalho importante consiste em conectar, mais profundamente, palavra e emoções, o que, na terapira biossistêmica, significa desbloquear a passagem de energia na garganta, entre o endoderma (as vísceras) e o ectoderma (o pensamento).[6]

A linguagem interior

Como linguagem interna, a biossistêmica faz referência aos pensamentos automáticos da terapia cognitiva;[7] cada um de nós introjetou imagens significativas da infância (parentes, irmãos, amigos, pais...), comunicações positivas e negativas, imagens do eu, proibições.

Figura 8.

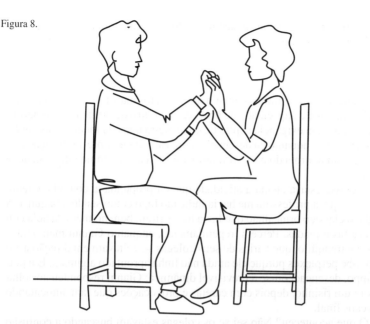

Essas comunicações se condensam, muitas vezes, em uma espécie de linguagem interna que nos acompanha onde quer que vamos e nos condiciona conforme as situações. Enquanto vivemos determinada relação ou situação comunicativa, esses pensamentos podem sobrepor-se e nos guiar em direção à sua prevista conclusão.

A biossistêmica busca descobrir essa linguagem interior, seja durante a fase de aprofundamento do estresse, seja por intermédio das intuições do grupo (*feedback* e identificações).

Freqüentemente, tratam-se de desvalorizações e proibições que nos impedem até mesmo de pensar em nossas emoções profundas, bloqueiam nossas reações espontâneas ou nos fazem desistir de nossos projetos golpeando nossa auto-estima.

Um trabalho de transformação da linguagem interior pressupõe uma fase de descoberta e uma substituição de mensagens bloqueadoras, negativas, de desconfiança, com outras mais positivas.

Nessa operação, é de grande ajuda o grupo de terapia: ele se torna uma espécie de descondicionador da imagem do eu que o cliente possui; por meio dele, o terapeuta pode ampliar a própria obra, se delimitou bem os termos da intervenção do grupo e suas modalidades interativas.

Trata-se de uma aprendizagem que ocorre pouco a pouco enquanto dura o trabalho terapêutico com o mesmo grupo; então, as relações se aprofundam, a abertura de cada um cria cada vez mais compreensão e empatia entre os membros, o grupo aprendeu a viver como contentor dos constrangimentos pessoais profundos e o que vai acontecendo começa a tomar o lugar das antigas vivências pessoais.

Indução

Aqui, acredito, entramos em um dos aspectos mais fascinantes da comunicação humana: a capacidade de provocar no outro determinados comportamentos, sem uma exigência explícita, de maneira mais ou menos consciente.[8]

Certa vez, enquanto eu desenvolvia uma atividade sobre a Educação para a Paz para uma turma do curso primário, assisti a um exemplo interessante de indução.

A classe estava atenta à atividade que eu propunha e, com ela, Gianni, um garoto que a professora me havia indicado logo como sendo o bagunceiro da sala, o clássico brincalhão que fazia todos rirem bem no meio da aula com suas caretas e piadas. Percebi, repetidamente, enquanto Gianni mantinha-se curioso e tranqüilo, que vários de seus colegas se voltavam em direção a ele, quem sabe perplexos porque ele ainda não tinha aprontado alguma... Em pouco tempo, desencadeou-se a previsível dinâmica: Gianni respondeu aos olhares com um risinho, depois com caretas e provocações que iam aumentando, até o caos final.

O que aconteceu? Não sei se os colegas estavam buscando a confusão, conscientemente, ou estavam simplesmente curiosos com a novidade do Gianni. De qualquer forma, o efeito do comportamento deles foi o de ativar o comportamento tão condenado do Gianni: controlar se sucedia algo que provocava, realmente, o fato temido.

Outro exemplo clássico é o assim chamado "efeito Pigmalião", isto é, a melhora *real* das capacidades cognitivas dos alunos quando os professores acreditavam, de fato, que eles mereciam boas notas, obtidas nos testes de inteligência;[9] no fim do ano, esses estudantes, objetivamente, tinham conseguido um aumento das próprias capacidades intelectuais.

Veja-se, a seguir, um possível esquema do mecanismo indutivo.

A comunicação do psicólogo aos professores havia, provavelmente, provocado uma atitude diferente em relação aos alunos (mais valorizante, com melhores expectativas), uma nova comunicação (eu o vejo como inteligente) e os estudantes haviam respondido coerentemente ao fato.

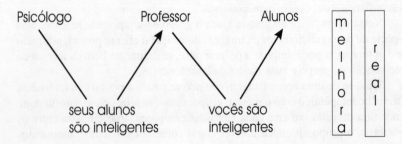

De outro modo, poder-se-ia dizer que "tratar uma pessoa como idiota, maluco ou criminoso" (em certas condições de desequilíbrio de poder etc.) torna-a idiota, maluca ou criminosa.[10] Como exemplo, a mensagem "você não consegue entender", ou "você não é capaz", freqüentemente dirigida ao débil mental (mesmo que simplesmente falando dele, em sua presença, como se ele não existisse), que influência poderia provocar em seu comportamento? Na imagem do seu eu?

Essa hipótese de tipo sistêmico, circular, explicaria, entre outras coisas, determinados efeitos paradoxais, como a indução de sermos agredidos, provocada por certas "vítimas" ou determinadas relações esquisitas entre torturados e torturadores.[11]

Quais são os mecanismos de tais induções? Como agem na personalidade?

Uma abordagem interessante deveria pescar no filão do *interacionismo simbólico*,[12] que explica a formação da identidade como interiorização do Outro generalizado, isto é, do conjunto das relações significativas vividas por uma pessoa.

Um campo bastante forte da indução é a escola (como todos os ambientes que implicam, por longo tempo, interações desequilibradas em relação ao poder pessoal).[13] Pensemos somente nos papéis que as crianças assumem (o tímido, o estudioso, o bobo, o inoportuno, o exibicionista, o violento...) e perguntemo-nos como pode ocorrer uma indução desses papéis pelo mecanismo do estereótipo.

Eis um exemplo:

Professor	*Criança*
Não conhece ainda a classe e, por isso, para se orientar, procura perceber as redundâncias.	Não conhece os colegas por vários motivos, também familiares (violência, empecilhos ao movimento), e pessoais (modalidade cinestésica),[14] além dos contingentes (novidade escolar); com freqüência, é mais agitado que os companheiros.
Nota que C. se movimenta com freqüência; pensa que ele possa ser imaturo ou hipercinético[15] (estereótipo): "Fique quieto um pouco".	
Deixa-o em observação seletiva[16] e o repreende: "Você nunca fica parado! Se se levantar, de novo, vai ver o que lhe acontece!".	Senta-se, mas logo não agüenta e torna a se levantar.
	Obedece rancorosamente, sente-se incompreendido, talvez os colegas debochem dele.

Ignora qualquer outra característica ou potencialidade, seus momentos tranqüilos, os progressos no autocontrole de C.; continua induzindo o comportamento temido, sem dar a C. espaço suficiente à sua necessidade de movimento; coloca essa atitude, muitas vezes, como um defeito. A atitude de I. orienta também as crianças a ler assim o comportamento de B., num perfeito círculo vicioso.

Torna-se uma criança *irrequieta*. Sente-se rejeitado e, realmente, acentua essa característica que, com o decorrer do tempo, acaba por punir o P. e reclama a atenção dele. A complexidade de C. se reduz à identidade de *o bagunceiro*.

Eis um esquema das interações que, inclusive poderia, ser transportado à família para mostrar como ela contribui para manter o controle da situação:[17]

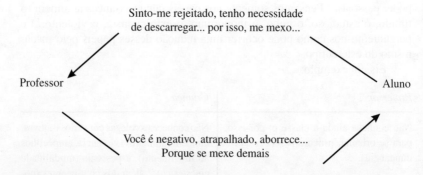

Observe como a estrutura das interações é circular e se auto-reforça. Talvez apenas o professor pudesse chegar à consciência sistêmica necessária e romper a corrente, com a ajuda de um profissional.[18]

Ficou bem clara, aqui, a importância da comunicação na indução de comportamentos e fixação de papéis; comunicação que usa amplamente os canais não-verbais (tom de voz, distância, destaque físico...) para transmitir rejeição, crítica, desaprovação, contestação.

Até agora examinamos as induções de papéis e atitudes da personalidade; elas operam por longo tempo, durante a instauração de determinadas relações específicas.

Um outro tipo de indução trabalha, pelo contrário, em tempo mais curto, quase instantaneamente. Um exemplo clássico é a chamada *profecia que se autoconfirma*: quando acreditamos, por exemplo, que vai nos ocorrer um acidente e ele realmente acontece. Para alguns, esse fato significaria previsão, visão antecipada do futuro etc.; mas ele pode ser explicado de outra forma: poderíamos estar, inconscientemente, desejando um incidente (por problemas de culpa, para atrair a atenção...) e o consciente poderia ter mandado sinais à consciência, um aviso vago... ou, então, pode ser que acreditar em algo faz com que aconteça, porque estimula a inconsciência naquela direção. Ainda: a ansiedade que o perigo previsto induz pode nos levar a uma tal tensão, que cometemos passos falsos.

Nas relações interpessoais, o mecanismo da *profecia* é mais facilmente instaurado do que no mundo físico, porque somos nós que construímos a realidade social, por muitos aspectos; tomamos uma série de assuntos implícitos (ou pensamentos automáticos, conforme a terapia cognitiva):[19] "Você não me ama; ao contrário, me odeia e, por isso, tenho de ficar desconfiado para me proteger. Antes ou depois, você vai me passar a perna, eu sinto isso... então, é melhor que eu faça isso primeiro...".

Toda essa visão negativa pode ser efetivamente validada pelo outro, simplesmente porque ele, percebendo a minha desconfiança, sutilmente, vai reagir de forma simétrica com outra desconfiança, fazendo surgir a espiral prevista.

A corrida às armas foi um trágico exemplo internacional.

No que concerne à dinâmica de grupos, idéias interessantes encontram-se em um artigo a respeito dos *paradoxos de grupo*.[20]

Vários autores, entre eles Bateson,[21] nos advertem para não confundirmos *mapa* com *território*, ou seja, o mundo como se apresenta (ou como o vemos) com o mundo como ele é. Cada um possui seu próprio mapa por meio do qual ordena as sensações e seleciona os dados recebidos; o risco, se confundirmos os dois planos, é que podemos continuar a legitimar nossas promessas, selecionando da realidade apenas os elementos que concordam com nossa visão específica do mundo: se acredito que os imigrantes sejam todos comunistas, encontrarei somente tipos assim pelas ruas, confirmando minhas convicções, esquecendo, minorando, não percebendo outros elementos.[22]

A garrafa, afinal, está meio cheia ou meio vazia? Cabe a nós escolher entre sermos otimistas ou pessimistas, diria Watzlavick.[23]

Eis agora um exemplo caseiro de indução em que, talvez, alguém possa se reconhecer:

Marido	*Mulher*
Chega cansado em casa, senta-se imediatamente na poltrona, cumprimentando desanimadamente.	Observa-o e diz: "Está parecendo que há alguma coisa errada; você está com uma cara...".
Desatento: "O que foi que você falou?".	"Está vendo? Você não me escuta... está com uma voz, um olhar... você está com raiva?"
"O que é isso?! É só o cansaço por causa do trabalho..."	

Um pouco aborrecido: "Olha, eu não tenho nada".
Levantando a voz, irritado: "Já te falei que só estou cansado!".

"Mmmhmm, você sabe que não consegue me esconder nada... o que você tem?"
Está vendo? Por que você nega as evidências? Não falei?
"E está berrando por quê? Eu acho que deve haver alguma coisa aí. Você está chateado comigo..."

Assim, o diálogo ocorre, numa crescente espiral de incompreensões.

Como emerge desse exemplo (e poderíamos oferecer tantos outros com diferentes conteúdos relacionais: sedução/violência sexual, masoquismo/sadismo, medo/agressão), um diálogo como muitos, iniciado normalmente e que poderia ter se concluído imediatamente com uma explicação dos estados de ânimo e necessidades recíprocas, graças a uma série de interpretações, projeções, leituras de pensamento por parte da esposa e incompreensões, pouca clareza, incapacidade de metacomunicação do marido[24] transforma-se em uma série de passos em direção a auto-afirmação da premissa inicial da mulher "Meu marido está chateado comigo"; e, provavelmente, aquela do marido "Minha esposa não me compreende nunca".

Berne[25] falaria, a esse propósito, de um exemplo de transação comunicativa em termos de jogo, na qual ambos os atores seguem um manuscrito de lances e contralances de forma inconsciente, para chegar ao previsível e desejado resultado final.

Ocorre, de fato, nas relações humanas que, mesmo não se desejando provocar determinadas reações, seja exatamente nosso jeito de "não provocá-las" que irá provocá-las.

Watzlavick é um mestre da análise dessas situações comunicativas e, de um modo geral, a abordagem sistêmica colaborou nesse sentido;[26] mas os efeitos da indução também foram examinados por Rosenthal.[27]

De qualquer forma, é necessário deixar claro que a indução não é sempre, necessariamente, negativa.

Na terapia biossistêmica, a indução aparece, de fato, sob diversos aspectos:

1. no trabalho terapêutico é utilizada para levar a certas direções: a espera do terapeuta, o respeito pela pausa; na verbalização, a repetição de suas palavras, tudo isso permite que o cliente continue a expressar-se e que ele se sinta ouvido; fazer recuar, fisicamente, pode induzir a uma reação agressiva e a uma oposição;
   Também a não-intervenção do terapeuta, em certas condições, pode, pois induzir à iniciativa verbal e/ou física do cliente.
2. o terapeuta trabalha para que o cliente use uma linguagem positiva, seja no conteúdo das frases expressas (que expressam valorização, potencialidade e esperança), seja na estrutura (Mensagem-Eu, de Gordon,[28] caráter exaus-

tivo), como na forma (tom e volume adequados) e, ainda, no ritmo de interação com o outro.

3. no decorrer do trabalho, o terapeuta procura descobrir, com o cliente e com o grupo, as induções negativas que ele provoca em seu ambiente, inclusive uma análise do "aqui e agora".

A esse respeito, as técnicas da PNL[29] muito nos têm a ensinar.

Quando o cliente cai em si, graças aos *feedback* do grupo e à ação do terapeuta que contribui para o seu mal-estar induzindo certos comportamentos nos outros, pode iniciar um treinamento para modificar seus hábitos de comunicação.

No caso clínico aqui descrito, o cliente deu um importante passo à frente em sua terapia, quando reconheceu que a atitude crítica e autoritária do pai poderia ser conseqüência de sua passividade inconsciente; essa última, gerada por uma identificação com a figura materna:

Cliente	*Grupo*
C.: "Não suporto meu pai, ele está sempre me falando o que eu devo fazer; é autoritário, e às vezes até violento, pelo menos verbalmente... mas o que me dá mais raiva é que eu fico sem reação, como se não quisesse. Aí, meu pai fica sempre tendo razão...".	Identificando-se com o cliente: A.: "Pode ser que eu seja passivo assim porque não sei como pedir, explicitamente, as coisas que quero, o calor emotivo, um apreço...".
C.: "É verdade, não sei como pedir, fico esquisito...".	B.: "Minha mãe sentia-se um zero à esquerda. Submissa a meu pai, sem qualquer vontade própria, acho que eu sinto essa mesma passividade".
C.: "É, pode ser, não estou certo disso".	
C.: "...Mmmhm... pode ser... sim, parte disso é verdade, concordo".	D.: "Eu mesmo, com meu comportamento passivo e resignado, levo meu pai a ser autoritário comigo".
C.: "Com a minha passividade, levo meu pai a ser autoritário comigo".	Terapeuta: "Você pode repetir a parte que lhe parece verdadeira?".

Conclusões

A indução pode ser vista como a influência que nosso comportamento comunicativo, num sentido amplo, exerce sobre os outros.

Uma coisa é pedir explicitamente algo ("prepare minha comida", "me ame", "ajude-me a atravessar", "quero segurança"); outra, bem diferente, é induzir o próximo a fazê-lo, usando comunicação indireta.

Utilizei o termo "comportamento" e não "comunicação" porque, segundo Watzlavick,[30] cada comportamento é comunicação pois transmite significados; para outros autores,[31] pelo contrário, somente a emissão de uma mensagem intencional é comunicação.

Usando uma metáfora, podemos dizer que cada comportamento, pelo menos entre duas pessoas, cria um *campo de forças* que influencia o comportamento das pessoas implicadas (um campo em que ocorrem emoções, percepções, expectativas...). Em outras palavras, cada intervenção comunicativa cria um fato e isso restringe o universo dos comportamentos possíveis de resposta ao outro. Assim, enquanto a relação procede, mecanizam-se certas reações comunicativas *standard* e chega-se a consolidar regras de interação, muitas vezes implícitas, mas não por isso menos fortes.[32]

Se alguém me cumprimenta enfática e prazerosamente, em princípio, posso ter muitas reações. Uma eventual indiferença minha seria interpretada como frieza; é provável, então, que em não possuindo razões pessoais, também eu reaja com ênfase. Em todo caso, criou-se um precedente. Nos encontros sucessivos, isso vai guiar minhas reações, uma vez que, se não responder da mesma maneira, estarei infringindo a expectativa do outro.

Assim, forma-se a regra de que, a uma saudação enfática, responde-se enfaticamente, salvo exceções particulares. O mesmo processo advém ao outro.

Definitivamente, nossas possibilidades de resposta se restringem. Cada escolha comunicativa nos leva a determinadas respostas e exclui tantas outras.

Eis por que, no início de um grupo de trabalho, de terapia, ou de outra coisa qualquer, quando não nos conhecemos, cada um de nós é cauteloso. Não sabemos em que chão estamos pisando. Há quem espere que o outro estruture o tempo e o espaço; esperamos que alguém se descubra e que sejam propostos modelos de interação.

Essas temáticas deveriam ser melhor desenvolvidas. Refiro-me, principalmente, à aprendizagem social das regras, à transmissão cultural, à institucionalização dos comportamentos, códigos, rituais sociais etc.[33]

Concluindo, podemos dizer que cada comunicação-comportamento induz o outro a comunicar de determindada forma; algumas comunicações, fortes, unívocas e repetidas no tempo, ou em certas condições particulares, podem provavelmente induzir de maneira ainda mais forte e decisiva, como foi ilustrado anteriormente.

Metacomunicação

A metacomunicação[34] é, literalmente, uma *comunicação sobre a comunicação*; e ela serve para que esclareçamos uma mensagem anterior, de modo a evitarmos, o mais possível, o entendimento paralelo. Eis, por exemplo, algumas frases que contêm *metacomunicações*:

No casal: "Quando estamos deitados e eu te olho intensamente, sem falar, *é porque estou com vontade de fazer amor com você*".

Na família, o adulto para a criança: "Ontem eu te falei para ir para a cama cedo; *queria dizer às nove, não à meia-noite*".

No serviço, com os colegas: "Veja, senhor Garuffi, dizendo-lhe que não estava de acordo com o senhor, *queria reafirmar a nossa amizade como uma relação baseada em sinceridade profunda*".

O professor ao aluno: "Quando eu te falei 'Vá ao quadro negro', *não estava zangado com você*".

Na repartição, o chefe ao empregado: "*Espero que o senhor seja pontual quando chegar de manhã para o trabalho*, depois do que conversamos hoje".

Podemos fazer algumas observações:

1. Em cada exemplo, a verdadeira metacomunicação é a parte que destacamos em itálico; a outra parte é a reevocação de uma anterior mensagem básica (MB) do emissor, sobre a qual está, pois, metacomunicando.
2. No primeiro exemplo, a MB era não-verbal (de fato, essa é uma possibilidade se, como já foi dito, a comunicação identificou-se com o comportamento interno e não apenas com palavras). De modo contrário, poder-se-ia metacomunicar não-verbalmente: por exemplo, dar-se uma olhadinha marota depois de um discurso sério significaria "Leva na brincadeira o que eu falei".[35]
3. Em cada exemplo, diversos aspectos da MB; vêm especificados pela metacomunicação, em ordem:

   • as intenções de quem emitiu a MB (emissor);
   • o conteúdo informativo da MB;
   • a relação desejada com o receptor;
   • o tom emotivo do emissor (como ele se sentia por dentro);
   • as reações que se espera do receptor.

4. Enfim, observamos que quem metacomunica, nos exemplos acima, refere-se a uma *determinada mensagem*; poderia, entretanto, estar se referindo às

mensagens precedentes do interlocutor. Por exemplo, em relação à primeira situação: "Quando você me olha nos olhos... *creio que o que você esteja querendo é fazer amor comigo*".

Concluindo, temos ao todo dez tipos (aliás, outros também seriam possíveis) de metacomunicação,[36] se considerarmos os cinco aspectos da mensagem e de que parte provém a mensagem sobre a qual se está metacomunicando.

Neste ponto, vocês poderiam fazer uma auto-análise para descobrir qual metacomunicação usam mais freqüentemente, em que contextos, com quem etc.

Acho que agora ficou bastante clara até mesmo a utilidade deste instrumento, seu poder *esclarecedor* sobre a comunicação emitida e recebida. Se, como diz a teoria da informação, as pessoas em interação não conhecem *diretamente* a experiência interior do próximo, mas conseguem inferi-la somente por meio da observação do comportamento (verbal e não-verbal) e a interpretação da mensagem do outro, é então evidente que poderão ocorrer notáveis discrepâncias entre aquilo que alguém pretende comunicar e aquilo que o outro recebe (ainda mais no campo afetivo, uma vez que é tão difícil a expressão de tais mensagens por meio de palavras).

Enfim, a metacomunicação serve para ajudar a entender quais são as partes pouco claras da mensagem, ou as negativas para o outro, aquelas que o deixam perplexo, insatisfeito ou hostil; ou, reciprocamente, a nós mesmos, quando recebemos as mensagens.

Pode-se, assim, chegar à conclusão de que as *intenções* do emissor sejam as de dominar mais do que transmitir informações, que a *informação* está incompleta, que o *tom emotivo* contradiz o conteúdo aparente, que a *relação* implícita é do tipo *up-down*, ou que a *resposta desejada* significa um acordo forçado.

Alguns perigos

A metacomunicação pode ser usada em sentido defensivo ou agressivo, não para esclarecer, mas para nos escondermos ou impormos uma relação de superioridade. De fato, também a metacomunicação acaba sendo sempre uma comunicação (uma mensagem) e, portanto, traz consigo o duplo aspecto de conteúdo e relação.

Enquanto metacomunico procurando esclarecer uma mensagem anterior ("conteúdo"), instauro uma "relação" particular que pode vir a ser fonte de problemas posteriores; por exemplo, eu poderia sugerir certa intimidade com outra pessoa, ao passo que ela, definitivamente, não tem vontade disso. Eu ainda poderia demonstrar certa superioridade intelectual que provocasse uma reação negativa no outro. Portanto, corre-se o risco de uma regressão sem fim em que nos perdemos na metacomunicação a respeito de metacomunicações anteriores. Voltando ao primeiro exemplo, poderíamos chegar a uma espécie de espiral perversa:

152

A. "Quando estamos deitados e eu olho para você [...] *é porque tenho vontade de fazer amor com você.*"
B. *"Só que eu não tinha intenção de culpá-la."*
C. *"Não é que eu tenha dito que essa era a sua intenção; acontece que é assim que me sinto depois das suas palavras...*"

O risco mais comum é que se acabe passando horas metacomunicando, na intenção de que a situação se esclareça, e o que se consegue é a substituição da comunicação espontânea por uma quantidade exagerada de metacomunicações. Pode-se fazer um paralelo com aquelas análises que nunca terminam, as eternas sessões com o psicanalista, que substituem a vida real.

Observadas tais advertências, todavia, pode-se aventurar a um prudente e cauteloso uso cotidiano desse instrumento, com a finalidade de esclarecer e tornar as relações mais profundas. Obviamente, apenas a leitura dos textos não é suficiente; é necessário que se experimente isso em situações protegidas, com o auxílio do terapeuta.

Crítica construtiva

Vamos comparar dois pais: P1, como tantos outros pais, é mais ou menos irascível e autoritário; P2 é um pai que tenta usar a crítica construtiva (CC). Ambos têm problemas com o filho adolescente que começa a desejar a independência em relação aos pais. Vejamos como se comportam.

Uma noite, o filho chega em casa depois da hora combinada.

Comentário

Estamos vendo no pai 1 uma pessoa centrada, talvez meio surrealista, possuidora de uma série de erros de comunicação:

- começa a crítica sem aviso prévio e no pior momento (cansado e enfurecido);
- começa por um insulto, perguntas retóricas e ameaças veladas;
- continua com julgamentos negativos e recadinhos morais contra o filho;

Pai 1	Filhos A, B, C	Pai 2
Espera-o acordado e, assim que ele chega, grita: "Seu desgraçado! Isso lá é hora de chegar? Você vai ver o que vai te acontecer agora...	A: Calado, ouve submisso e se fecha em si mesmo. B: Fica quieto, fingindo arrepender-se; espera como-	Espera o momento mais adequado, dizendo ao filho que precisa conversar com ele a respeito de seus horários de chegada. Depois:

Você nunca pensa nos outros, né? A pobre da sua mãe, sempre preocupada! Vocês jovens de hoje... a gente dá a mão e vocês já pegam o braço! Nunca estão satisfeitos! E nunca reconhecem nada!!! Agora você não sai mais de casa, assim vai aprender... E aquele idiota do seu amigo, que não me apareça mais aqui em casa... Nos meus tempos era diferente...".
Prossegue com insultos, ameaças, recados.

ver a mãe, ou espera que o tempo resolva a situação, ou...

C: Reage violentamente, insultando, ameaçando ou saindo de casa...

"Tínhamos combinado que você voltaria à meia-noite. Você não respeitou o horário por três vezes seguidas... Ficamos preocupados com você. Eu não só fico tenso, como não me sinto levado a sério. Acho que alguma coisa entre a gente não está indo bem... Por isso, quero discutir com você se há um motivo que explique esses atrasos e quero que encontremos soluções satisfatórias para todos aqui. Só desse jeito vou sentir que temos um relacionamento claro e maduro e, aí, a gente vai se respeitar".

- depois, generaliza seu desprezo para todos os jovens modernos;
- impõe uma regra absurda, ditada pela raiva e que, mais tarde, certamente, não será aplicada (e o filho até sabe que, provavelmente, não passa de um desabafo impotente);
- insulta o amigo do filho e impõe uma segunda regra punitiva;
- contrapõe sua época como melhor que a atual, desvalorizando a cultura e a vivência do filho;
- de forma mais geral, não deixa o outro falar ou explicar-se, atacando-o com uma avalanche de palavras.

O filho tem pelo menos, três reações possíveis:
a. sujeita-se completamente;
b. sujeita-se aparentemente, mas na realidade banca o espertinho;
c. agride violentamente até o limite de romper a relação.

Em todo caso, a relação pai-filho não poderá senão acarretar conseqüências negativas; vai distanciar-se ainda mais da compreensão das necessidades recíprocas e das expectativas de cada um.
Como se comporta o pai 2? Usa a crítica construtiva e, de fato:

- escolhe o momento adequado e pede licença para criticar; na verdade, cada crítica é um ataque à auto-estima, a que se responde espontaneamente fechando-se na defesa ou atacando simetricamente (mesmo porque, desde pequenos, estamos habituados a ser atacados e desvalorizados);[37]

- tem início a fase 1 da crítica: *expressar claramente os fatos evitando generalizações e imprecisões*. Isso facilita a focalização do problema concreto e não das pessoas;[38] se os fatos são esses, não se deve perder tempo posterior repetindo o objeto da discórdia;[39]
- na fase 2, *expressar o que se sente por dentro*, após a declaração dos fatos; evita-se julgar o outro e facilita-se a abertura e a disponibilidade. Pode ser que o filho não tenha percebido direito as conseqüências de seu ato e, de qualquer forma, agora, deve tomar uma posição e prestar atenção nela para o futuro;
- na fase 3 o pai *avança com uma proposta* em vez de ameaçar e ficar dando voltas. Isso cria uma ponte para se chegar ao outro: mostra que existe o desejo de entender as necessidades do filho, a quem se pede colaboração;
- enfim, na fase 4, o pai *motiva toda a conversa*, realçando a confiança no filho e a importância do relacionamento com ele.

Obviamente, o uso da crítica construtiva não garante que o filho responda logo de maneira positiva; ela tem sentido para períodos longos e propõe um modelo positivo de interação crítica, não tornando a situação conflituosa e mantendo vivo o desejo de mútua compreensão.

O mesmo instrumento pode, também, ser usado ao contrário, para bloquear e transformar as críticas destrutivas recebidas. Por exemplo, a fase 1 pode provocar reação contrária:

Pai 2: "Havíamos concordado que você chegasse à meia-noite e não...".

Filho, interrompendo-o: "Você é sempre autoritário demais comigo, nunca me deixa livre!".

Pai 2: "Entendo que você possa sentir-se constrangido por alguma coisa que eu faça; pode ser que eu esteja errando; *queria, então, que você me desse exemplos concretos* quando lhe pareço autoritário. Isso poderia nos ajudar a compreender melhor o que anda acontecendo e, eventualmente, a corrigir-me".

Desta forma, o pai 2 pediu fatos precisos, evitando uma crítica vaga e generalizada.[40]

Conclusões

A crítica construtiva é, talvez, o instrumento mais original da terapia biossistêmica, e foi recentemente elaborada por Liss na terapia familiar e pela Radical Therapy Movement, na década de 1970, nos Estados Unidos,[41] sistematizando observações feitas nas terapias.

A crítica construtiva, proposta por Liss, surge como substituta da crítica incontrolada, freqüentemente fonte de *escalation* simétrica[42] e de futuras incompreensões.

Trata-se, portanto, de aprender uma modalidade comunicativa sobre a qual basear-se para a formulação de uma crítica a determinada pessoa, de forma a gerar uma transformação positiva e não uma contraposição. Deste modo, busca-se aumentar os aspectos construtivos da crítica, atenuando aquelas que nos desvalorizam e aos quais estamos sendo continuamente submetidos.

Corremos o risco de seguir esses passos como uma receita, uma técnica externa que basta ser aplicada, esquecendo-nos de que nossas comunicações são globais, verbais e não-verbais. Como afirma Rogers,[43] o que se procura é a harmonia, a autenticidade da vivência, não a engenharia racional. Certamente não é a aplicação mecânica dessas sugestões que vai proporcionar a mudança nas relações e, sim, uma profunda pesquisa a respeito de nós mesmos e nossas próprias modalidades interativas, a quais essas indicações podem fornecer uma pequena contribuição.

Notas bibliográficas

1. LISS, J. *L'art de l'écoute reciproque. Manuel de travail sujet-guide*. Manuscrito não publicado, em uso interno da Escola de Biossistêmica. LISS, J., *Mutual Participation*. Manuscrito não publicado, em uso interno da Escola de Biossistêmica.
2. LABORIT, H. *Elogio della fuga*. Milão, Mondadori, 1982. LABORIT, H. *L'inibizione dell'azione*. Il saggiatore, 1986.
3. BECK, Th. *Principi di terapia cognitiva. Un approccio alla cura dei rapporti affettivi*. Astrolabio, 1984.
4. Cf. a pesquisa teatral de Boal e os seus instrumentos quase terapêuticos: BOAL, A. *Méthode Boal de théâtre et de thérapie. L'arc-en-ciel du désir*. Ramsay, 1991.
5. BATESON, G. "La teoria del doppio legame", in *Verso un'ecologia della mente*. Adelphi, 1975.
6. BOADELLA, D. e LISS, J. *La psicoterapia del corpo. Le nuove frontiere del rapporto corpo-mente*. Astrolabio, 1986.
7. BECK, Th., *op. cit.*
8. WATZLAVICK, P. *La realtà della realtà. Confusione disinformazione comunicazione*. Astrolabio, pp. 36-8.
9. ROSENTHAL, R. "L'effetto Pigmalione", *Psicologia contemporanea*, n⁰ 3, 1974, pp. 24-32.
10. A respeito da indução de "irresponsabilidade" em relação aos menores delinqüentes: DE LEO, G., *La criminalità e i giovani*. Editori Riuniti, 1978. DE LEO, G. *La giustizia dei minori. La delinquenza minorile e le sue istituzioni*. Einaudi, 1981.
11. WATZLAVICK, Paul. *Istruzioni per rendersi infelici*. Feltrinelli, 1984. BETTELHEIM, B. *Sopravvivere*. Feltrinelli, 1981. Idem, *Il prezzo della vita. L'autonomia individuale in una società di massa*. Adelphi, 1975.

12. MEAD, G. H. *Mente sé e società. Dal punto di vista di uno psicologo comportamentista.* Giunti-Barbera, 1966.
13. Para as instituições totais: GOFFMAN, E. *Asylums. Le istituzioni totali: la condizione sociale dei malati di mente e di altri internati.* Einaudi, 1974.
14. Conforme a PNL (Programação Neurolingüística), privilegiamos um dos três métodos possíveis (visual, auditivo, cinestésico) de conhecer o mundo. BANDLER, R. e GRINDER, J. *La metamorfosi terapeutica.* Astrolabio.
15. Suposta síndrome que nos Estados Unidos levou, em anos passados, a ministrar tranqüilizantes a inúmeras crianças por ela acometidas.
16. Como observa Watzlavick, isso nos leva a confirmar as próprias idéias sem qualquer possibilidade de que sejam desmentidas: WATZLAVICK, P., *op. cit.*
17. A respeito do conceito da homeostase familiar, tem-se trabalhado a terapia sistêmica familiar; para uma síntese e um paralelo interessante com os princípios da não-violência, veja: RIGLIANO, P. e SICILIANI, O. *Famiglia schizofrenia violenza. Un approccio sistemico e nonviolento al conflito familiare.* Nis, 1988. E também: GULOTTA, G. *Commedie e drammi nel matrimonio.* Feltrinelli, 1990.
18. Para uma análise das interações escolásticas em chaves sistêmicas: ZAVATTINI, G. C., CANCRINI, M. G. *Individuo e contesto nella prospettiva relazionale.* Bulzoni, 1977.
19. BECK, T., *op. cit.*
20. SMITH, K. e BERG, N. "A Paradoxical Conception of Group Dinamics", *Human Relations*, vol. 40, 10, 1987, pp. 633-58.
21. BATESON, G., *op. cit.*
22. Ver a *teoria da dissonância cognitiva.* FESTINGER, L. *Teoria della dissonanza cognitiva.* Angeli, 1973.
23. WATZLAVICK, P., *op. cit.*
24. LAING, R. D. e ESTERSON, A. *Normalità e follia nella famiglia.* Einaudi, 1970.
25. BERNE, E. *A che gioco giochiamo?* Bompiani, 1973.
26. RIGLIANO, P. e SICILIANI, O., *op. cit.*, para uma visão panorâmica.
27. ROSENTHAL, R. *Experimental effects in Behavioral Research.* Appleton-Century-Crofts, 1966. ROSENTHAL, R. e JACOBSON, L. *Pigmalione in classe. Aspettative degli insegnanti e sviluppo intellettuale degli allievi.* Angeli, 1972.
28. GORDON, TH., *Genitori efficaci.* Giunti, 1993. E também: ROGERS, C. *Un modo di essere.* Martinelli, 1983. Idem, *La terapia centrata sul cliente.* Astrolabio; e ainda: BONINO, S. *Bambini e nonviolenza.* Ega, 1987. FRANCESCATO, D., *et al. Star bene insieme a scuola. Esperienze di educazione socio-affettiva dalle materne alle medie.* Nis, 1986.
29. BANDLER, R. e GRINDER, J., *op. cit.*
30. WATZLAVICK, P. *et al. Pragmatica della comunicazione umana.* Astrolabio, 1971.

31. A diferença é verificada em: Aa.Vv. *Is comportamento comunicativo. Gesti atteggiamenti linguaggio*. Open University.
32. WATZLAVICK, P. *et all., op. cit.*
33. BERGER, P. L. e LUCKMANN, Th. *La realtà come costruzione sociale*. Il Mulino, 1969. HARRÉ, R. e SECORD, P. F. *La spiegazione del comportamento sociale*. Il Mulino, 1972. Para os *rituais e códigos sociais*, um modo particular de enfrentá-los teatralmente: BOAL, A. *Il poliziotto e la maschera. Giochi esercizi e tecniche del teatro dell'oppresso*. La Meridiana, 1993.
34. LISS, J. *La metacomunicazione: strumento potente del linguaggio per migliorare la comunicazione. Parlare del parlare per parlare meglio*, manuscrito não publicado, em uso interno da Escola de Biossistêmica.
35. BATESON, G. "Una teoria del gioco e della fantasia", in *Verso un'ecologia della mente*. Adelphi, 1975.
36. Uma ampla ilustração in: LISS, J., *op. cit.*
37. BONINO, S., *op. cit.* NOVARA, D. *Scegliere la pace. Educare ai rapporti*. Ega, 1987.
38. FISHER, R. e URY, W. *Getting to yes. Negotiating agreement without giving in*. Houghton Mufflin Co., 1981.
39. SÉMELIN, J. *Per uscire dalla violenza*. Ega, 1985.
40. BOADELLA, D. e LISS, J., *op. cit.*
41. LISS, J., *op. cit.* LISS, J., *Comunicazione ecologica*. La Meridiana, 1992.
42. WATZLAVICK, P. *et al., op. cit.*
43. ROGERS, C., *op. cit.*

8. A ENERGIA ENTRA EM CENA. O PSICOTEATRO TERAPÊUTICO

Stefano Cristofori

Introdução

O psicoteatro representa uma síntese de algumas técnicas terapêuticas e de animação. É um método de trabalho que encontra aplicação tanto no campo da psicoterapia individual e de grupo, como em âmbitos educativos e em formação. Encontra suas raízes teóricas no psicodrama de Moreno,[1] no teatro do oprimido de Augusto Boal [2] e na terapia biossistêmica de Jerome Liss.[3] O núcleo central é representado pela combinação das melhores qualidades do teatro com as mais recentes aquisições da psicologia humanística, da psicologia corporal e das terapias ativas (bioenergética, gestalt, psicodrama, biossistêmica).

O psicoteatro permite que nos observemos em simulações de vida real e, ao mesmo tempo, que fiquemos à distância dela. No palco, é colocada em cena a vida tal como ela é; nossas emoções e nossos modelos habituais de comportamento são revelados a nós e aos outros. O re-viver (re-criar, re-agir), no *setting* terapêutico, as situações problemáticas e/ou conflituosas nos leva, quase naturalmente, a um extraordinário crescimento do nosso próprio nível de consciência, e nos ajuda a desenvolver as potencialidades pessoais e relacionais. Idealizado no início da década de 1980 pelo psiquiatra americano Jerome Liss, o psicoteatro encontra, hoje, uma colocação própria, sobretudo nos âmbitos de formação profissional (para enfermeiros, professores, assistentes sociais, psicólogos etc.) e nos projetos de educação para a saúde nas escolas. Embora na Itália o psicoteatro esteja se afirmando sobretudo em instituições formativas e educativas, isso não diminui a sua importante função no âmbito terapêutico. De fato, ele ativa uma série de dinâmicas intrapsíquicas, inter-relacionais, psicocorporais e energéticas, criativas e espontâneas, que estão na base de qualquer processo terapêutico.

Neste capítulo, nos ocuparemos da análise de tais aspectos; mais exatamente, vamos explorar a importância da ação, da criatividade, da participação espontânea no processo terapêutico psicoteatral. Na primeira parte, vamos ilustrar as teorias e as técnicas de grupo que influenciaram a idealização do nosso método; na segunda, apresentaremos um caso clínico.

Diversos métodos e modelos teóricos que influenciaram o psicoteatro

Terapia biossistêmica

As técnicas e princípios teóricos da terapia biossistêmica utilizados no psicoteatro abrangem técnicas:

- psicocorporais-expressivas;
- de respiração;
- de intensificação emotiva;
- de comunicação verbal (crítica construtiva, metacomunicação, linguagem positiva e não-verbal).

Algumas delas estão integradas a outras abordagens terapêuticas, como a bioenergética[4] e a gestalt,[5] e com técnicas de animação, jogos corporais e de imaginação.[6] Deve-se, portanto, enfatizar a importância de que se reveste a biossistêmica no trabalho corporal e verbal do psicoteatro: as técnicas de tal terapia têm, de fato, a função de fazer vir à tona, durante o trabalho psicoteatral, a emoção bloqueada (por exemplo, a raiva diante de uma crítica sentida como injusta, o medo vivido em situações não familiares etc.). Liss, a esse propósito, afirma: "A ação de expressão das emoções é, geralmente, bastante eficaz para reduzir a tensão emocional, especialmente se a pessoa sente-se presa às emoções expressas".[7]

As observações diretas e atentas do terapeuta, relativas a algumas manifestações musculares-motoras (movimentos automáticos dos braços, das costas, dos músculos faciais), viscerais (soluços, tremores), respiratórias (respiração arquejante, peitoral, abdominal), consideradas como indicadoras, e sinais clínicos, permitirão que o próprio terapeuta delineie tensões corporais e nós emotivos nos participantes. Seguindo as indicações e movimentos espontâneos dos pacientes, o terapeuta cria exercícios corporais expressivos de respiração e de posições de estresse que ativam a ligação entre ação muscular e visceral para, simultaneamente, realizar a descarga emotiva.

De nossa experiência terapêutica e clínica, resulta evidente e possível que se reduza a ansiedade, a angústia e o medo, se uma pessoa consegue, sozinha e de forma espontânea, ou mesmo com a ajuda do grupo ou do diretor, liberar essas emoções com movimentos como o de bater, dar pontapés, gritar, bater com os punhos ou pés contra um cólchão, todos unidos ao bloco emotivo estruturado no corpo. Alguns exemplos de exercícios poderão explicitar esse princípio.

Exercício (serve para grupos de três)

Um filho sente-se puxado para lados opostos pelos seus pais. Uma senhora (mãe) pode segurar o braço da pessoa (filho) que está vivendo o conflito e puxá-lo para um lado; um homem (pai) pode segurar-lhe o outro braço e puxá-lo para a direção oposta. Isso estimula o filho a reagir livremente ao duplo apelo, e a verbalizar, depois, a própria vivência emotiva-corporal energética.

Exercício (serve para duplas)

Uma pessoa sente-se vazia. Em uma primeira fase, o grupo pode fazer um estreito e forte contato corporal com a pessoa que vive no vazio. Na segunda fase do exercício, o grupo se afasta da pessoa, largando-a sozinha. Dessa forma, ela pode expressar ao grupo, em voz alta, seus pensamentos interiores. A descarga das pulsões e emoções bloqueadas, ou de ações inibidas, além de nos indicar o que ocorre ao corpo, é ainda um meio para enfrentar e transformar o estresse e se encaminhar para um processo de autoconhecimento e mudança.

Além do trabalho corporal, o psicoteatro integra, também em seu método, as técnicas verbais da terapia biossistêmica. O encontro entre corpo e palavra assume, aqui, uma importância fundamental, superando aquela dicotomia entre a abordagem exclusivamente corporal e a exclusivamente verbal. "As palavras — afirma Liss — podem nos enganar, brincar conosco, mentir e, mesmo assim, temos freqüentemente necessidade delas para chegarmos à solução dos problemas. Muitas pessoas procuram no corpo ou um refúgio ou uma verdade que não conseguiram atingir apenas por meio de palavras. Mas o corpo despojado da linguagem pode tornar-se, muito facilmente, um outro objeto."[8] O problema é, pois, o de evitar uma dicotomia entre corpo e palavra e criar uma integração para que um não tenha mais importância que outra.

A linguagem é necessária para comunicar ao outro as nossas emoções, nossa vivência, nossas experiências. É comum as pessoas não saberem comunicar uma insatisfação, uma necessidade ou uma crítica ao próximo, senão ferindo-o ou ofendendo-o. Precisamos conquistar diferentes capacidades de comunicação, uma comunicação nova e capaz de criar uma interação mais positiva entre nós e o outro.

Nossa idéia básica, em relação ao trabalho psicoteatral, é a de que podemos nos educar para aprender uma nova linguagem; devemos evitar aquelas armadilhas que nos levam à incomunicabilidade, ao conflito, a construir paredes que nos separam do próximo e que são a causa de mal-estar: ansiedade, depressão, neurose, sofrimento. A biossistêmica, por meio de suas técnicas e princípios, oferece a nosso método uma ajuda concreta, no sentido de transformar a linguagem negativa em instrumento potente de comunicação positiva e construtiva.

A propósito da crítica construtiva, Liss afirma que: "Através da crítica, podemos mudar as situações, comunicar nossa discordância e expressar nossos sentimentos. A crítica é parte essencial da vida social, e sua força pode ser um elemento energético com a finalidade de transformar as situações estáticas, negativas ou insatisfatórias em situações mais gratificantes, satisfatórias e completas".[9]

Podemos chamar essa fase do trabalho de *nova aprendizagem comunicativa*, baseada na aquisição de uma série de modalidades de comunicação (crítica construtiva, linguagem positiva, metacomunicação) que nos permitem enfrentar, com nova perspectiva, problemas antigos.

As teorias de Laborit e Gellhorn

Para compreender e explicar os distúrbios da emotividade e das doenças psicossomáticas, das tensões do nosso corpo, Laborit faz referência a alguns processos subcorticais. Afirma que a inibição, diante do estresse (por exemplo, sufocar o choro em momentos de dor, por medo de ser considerado um fraco), provoca uma série de alterações no sistema nervoso autônomo, criando um processo de *feedback* negativo entre a ação inibida, o pensamento bloqueado, a tensão e os distúrbios emotivos.

É evidente que, como sustenta Laborit, se diante do estresse é necessário reagir e não ficar bloqueado, o psicoteatro baseado na ação, na criatividade expressiva verbal e não-verbal, na intervenção espontânea do público e na aquisição e prática de novas capacidades para o futuro, torna-se um instrumento terapêutico importante: serve para ajudar as pessoas a dissolver nós emotivos, bloqueios e tensões. Nessa ótica, o psicoteatro tem a função de auxiliar as pessoas com distúrbios emocionais, de relacionamento, psicossomáticos, causados pela inibição da ação, a encontrar novas soluções.

Alguns exercícios de aquecimento, que podemos chamar de *adrenalinação* (saltar, correr, simular luta, massagem energética), utilizados para estimular o tom energético, são baseados nas teorias de Gellhorn. Essa ação corporal (adrenalinação) valoriza o funcionamento de um dos dois componentes do Sistema Nervoso Autônomo (SNA), o simpático (que estimula a atividade), reduzindo o outro, e o parassimpático (que induz ao repouso). A fase de ativação corporal é, muitas vezes, necessária para criar nos participantes aquele ambiente externo-interno essencial ao desenvolvimento da criatividade, da imaginação, da ação espontânea das pessoas que estão simulando a cena. O terapeuta-condutor, por outro lado, deve estar sempre atento às pessoas que não estão representando mantendo ativo o corpo de todos os participantes, para evitar a redução do tônus muscular e energético e, conseqüentemente, uma atitude de distração e não-participação.

Teatro do oprimido

Do teatro do oprimido, nosso trabalho retomou, principalmente, aqueles conceitos de base que inspiram toda a pesquisa, a experimentação e a atividade teatral de seu fundador, Augusto Boal. Sua primeira indicação é "Ajudar o espectador-ser-passivo-receptivo a converter-se em protagonista de uma ação dramática, em sujeito, em criador, em transformador".[10]

A segunda: "Tentar não ficar limitado nas reflexões sobre o passado; mas tentar preparar-se para o futuro. A essência do teatro é que não é necessário interpretar a realidade: é preciso transformá-la".[11]

É um tipo de teatro livre, aberto e coletivo, no qual desaparece a divisão entre ator e espectador, e cada pessoa é estimulada a externar as próprias intuições, as próprias imagens, fantasias, os próprios recursos e idéias para enfrentar os conflitos sociais reais.

"O fenômeno teatral, quando ocorre de forma livre, libera uma extraordinária quantidade de energia; porém, os rituais a que o fenômeno teatral se submete vão contra essa energia, e a reduzem. Quais são os rituais do teatro? O primeiro e fundamental é constituído pelo fato de que cada um já conhece o seu papel; os espectadores sabem quem são os espectadores e os atores sabem quem são os atores. Já está preestabelecido quem deve representar e quem vai assistir. Existe, portanto, uma parede, um impedimento."[12] O teatro de Boal é, pois, a tentativa de derrubar tais paredes e de dar, aos oprimidos, por meio de *tecniques actives d'expression* (técnicas ativas de expressão), a oportunidade de se expressarem e indicarem, autonomamente, a estrada de sua liberação.

Achamos esse conceito de teatro do oprimido extremamente estimulante para o nosso método, ainda que esteja voltado mais para ações de engajamento político e social do que às temáticas psicossociais. Não nos esqueçamos, aliás, de que o teatro do oprimido nasceu na América Latina na década de 1960, quando existia nesses países uma intolerável situação de regimes totalitários e repressivos.

O teatro de Boal é, pois, "um trabalho concreto em uma situação concreta, em momento e lugar determinados". Não é somente um processo liberatório e catártico. No momento em que o espectador se transforma em protagonista, aprende e desenvolve, ele mesmo, durante uma sessão teatral, uma ação concreta de que poderá usufruir na vida cotidiana. Diferentemente do teatro catártico, baseado no alívio emocional e liberatório, o teatro do oprimido estimula uma práxis orientada em direção à transformação político-social. Não é tanto aquilo que se diz, a descarga emotiva ou a reflexão sobre o passado, mas é o que se faz que se torna importante. Nessa ótica, torna-se essencial que os temas enfrentados sejam reais, concretos, vividos no dia-a-dia (a integração racial, a ação social não violenta).

Uma outra técnica retomada do teatro do oprimido é a chamada *jogos-brincadeiras*. No psicoteatro recebem o nome de jogos cooperativos, mas, essencialmente, têm a mesma função: estimular as potencialidades motoras, expressivas, corporais e fantasiosas dos participantes. Da mesma forma, eles representam uma oportunidade para reencontrar, juntos, um fluxo energético e alegre, que se opõe às atitudes estereotipadas vividas no dia-a-dia.

Psicodrama

A técnica do *role playing* foi elaborada pelo psiquiatra vienense Moreno, a partir do teatro da espontaneidade. Ela representa o modelo básico para todos os *action methods* e, também, o modelo de referência mais importante para a nossa abordagem, que busca, nos processos de aprendizagem ativa, o nexo entre a criatividade, a dramatização e a psicoterapia. Trata-se de uma técnica de representação que permite a simulação de papéis e comportamentos nunca antes mantidos, junto da possibilidade de simular papéis que já são adequados em situações habituais. É por meio do *role playing* que os participantes dos grupos de psicoteatro podem aprender a se identificar com todas aquelas pessoas que lhe são significativamente importantes; ou tentar experimentar novos comportamentos a que não haviam se habituado (uma filha, simulando um conflito com os pais, poderá "brincar" de fazer o papel da mãe e/ou pai; um marido agressivo poderá "brincar" de fazer o papel do marido compreensivo). Porém, por meio do *role playing*, os membros do grupo sentem-se também encorajados a agir e representar os próprios conflitos, além de falar a respeito deles. O terapeuta-diretor e os membros do grupo poderão obter informações importantíssimas pelo modo de os atores "brincarem" os vários papéis (gestos, tom de voz, respiração etc.). No *role playing* não há modelos a respeitar: cada um se expressa conforme as próprias capacidades e fantasias. É claro que isso será tão mais eficaz quanto mais houver aproximação da personagem real. Enfim, vai ser a evolução da cena que conseguirá novos e importantes elementos para a situação que está sendo apresentada (diálogos, posturas do corpo, mímica, inter-relações etc.).

Tudo isso favorece, sem sombra de dúvida, a empatia entre as pessoas e uma maior consciência do eu e dos outros. Com o envolvimento emotivo-cognitivo do *role playing,* a pessoa experimenta e vive os diversos pontos de vista e temas enfrentados. Diferentemente da psicanálise e das outras terapias de caráter verbal, centradas exclusivamente na verbalização e na descrição dos traumas e vivências, nos *action methods* do psicodrama (e do psicoteatro), os conflitos são totalmente experimentados por meio da palavra, dos gestos, do corpo e da interação.

O *setting* terapêutico transforma-se no palco de nossa vida, onde a representação espontânea de cenas reais ou fantasiosas torna-se elemento essencial e central do discurso psicoterapêutico. A idéia básica que inspira o psicodrama (e o psicoteatro) é que a espontaneidade criativa, o jogo de papéis, a livre expressão das emoções, pensamentos, sonhos, e do corpo favorecem a evolução dos velhos modelos de comportamento e a apreensão de novos. O *role playing* permite viver e praticar imediatamente as idéias, conceitos e comportamentos compreendidos, com bastante satisfação dos participantes. Neste sentido, a exploração psicodramática torna-se uma ocasião real e concreta de troca, um *laboratório ativo de aprendizagem* em que poderá crescer e desenvolver-se uma ponte entre o *setting* terapêutico e a realidade da vida cotidiana.

A diferença entre o psicodrama e o psicoteatro refere-se ao fato de que, no psicodrama, toda a energia centra-se numa única pessoa, o protagonista, para quem os componentes do grupo são partes significativas. No psicoteatro, a ação se desenvolve, também, em torno de temáticas que não dizem respeito a problemas pessoais (ecologia, paz, ação não violenta, vida de casais etc.).

Em nosso modelo, é o grupo quem decide os papéis e os tempos de participação. O diretor cria a estrutura que favorece a espontaneidade de cada membro. O diretor deverá prestar atenção a cada proposta particular, observar cada pequeno gesto (ainda que visível somente pelo espectador casual), pois atrás dele pode estar expressa uma série de pulsões, comportamentos e imagens originais que revelam as dimensões criativas do inconsciente. As pessoas ficam, contínua e delicadamente, encorajadas a intervir, e é por isso que o corpo, ao qual o terapeuta volta sua atenção, não é somente o corpo de quem está representando, mas, também, o corpo do público-espectador.

A esse respeito, o leitor poderá se perguntar: "Como é que eu poderia representar uma cena se nunca fiz isso?". "A última vez que fiz teatro, eu tinha dez anos." "Vou conseguir representar na frente dos outros, se morro de medo de críticas negativas?" O fato de os participantes não possuírem experiência não constitui qualquer obstáculo; é por esse motivo que, como já foi dito, o psicodrama e o psicoteatro utilizam uma série de técnicas de aquecimento. Procurar-se-á, o mais rápido possível, estabelecer-se uma continuidade progressiva na articulação de uma fase à outra: por exemplo, os jogos cooperativos e corporais têm, exatamente, o objetivo de criar um clima sereno e de distensão que ajuda o conhecimento e a participação também das pessoas mais tímidas e introvertidas. Tais jogos afrouxam as defesas que inibem ação e contato.

No psicoteatro, o diretor-regente, juntamente com os participantes, fixará regras de comunicação que irão facilitar o bom funcionamento do trabalho de grupo. Essas regras permitirão que se evitem tensões e medos provenientes da ameaça de sermos criticados e motivo de escárnio. Dessa forma, as pessoas que representam as próprias vulnerabilidades sentir-se-ão aceitas e reconhecidas em suas necessidades, as mais íntimas, sem o temor de precisarem se arrepender do que disseram ou de terem se aberto para o grupo. Pelo contrário, vão descobrir a alegria de estar juntas, o prazer da participação e da troca de papéis. Esse aspecto de nosso método de trabalho, que se diferencia de algumas fases do trabalho psicodramático, certamente, poderá ser criticado, já que pode ter a desvantagem, na verbalização, de limitar pulsões, o instinto, a agressividade. De qualquer forma, será compensado pela vantagem da obtenção de uma verbalização mais positiva e construtiva.

De fato, após as simulações, os espectadores produzem *feedback* sobre o comportamento e as comunicações verbais dos atores. O *feedback* assume, no contexto, a função prioritária de apoio dos comportamentos positivos adequados à situação. Diante de um comportamento negativo, procuram-se, pelo contrário, sugestões construtivas, o que evita as armadilhas da crítica superficial e destrutiva.

Temos uma confortável experiência quando afirmamos que as pessoas aprendem bem rápido o jogo dos papéis e entram, facilmente, com entusiasmo e curiosidade, na simulação psicoteatral. O caso que vamos apresentar agora esclarecerá a aplicação de tudo quanto já foi dito.

O corpo no psicoteatro

Tanto no psicoteatro como na terapia biossistêmica, o corpo assume um papel central no processo terapêutico de cura. É por intermédio do corpo, do tom de voz, da respiração, do olhar e dos gestos que podemos conhecer e retirar os bloqueios psicocorporais e energéticos de cada pessoa.

O terapeuta-diretor do psicoteatro pode, de fato, com as técnicas da terapia biossistêmica, explorar e retirar os bloqueios de defesa ligados às tensões musculares crônicas, causadas por traumas do passado. Sabemos, por exemplo, que alguns tipos de respiração, ou a respiração feita na parte do corpo que está tensionada, ou, ainda, um contato corporal constante e quente, uma massagem ao mesmo tempo agradável e vigorosa, favorecem o restabelecimento do equilíbrio psicocorporal e o desenvolvimento da vitalidade energética e pulsional de cada participante.

Mais precisamente, é pela *reação ativa* ao estresse, por intermédio da ação psicoteatral, corporal e verbal, espontânea, criativa e coletiva, que é possível restituir maior motilidade e expressividade ao corpo. A liberação das emoções e dos gestos bloqueados reequilibra todos aqueles processos psicofísicos e neurológicos alterados pela inibição e pela passividade crônica e repetida.

Daniela

Eis a história de Daniela, mulher de 27 anos que participou de alguns encontros de psicoteatro a respeito de conflitos de casais, no âmbito de grupos abertos também a pessoas que não estavam vivendo, no momento, uma relação de casal.

No encontro individual, Daniela apresentou-se de modo elegante, mas no plano corporal mostrava uma fisionomia pouco expressiva, costas encurvadas, um estado muscular hipotônico, o olhar esquivo, os olhos voltados para o chão ou para o alto. Nas raras vezes em que cruzávamos o olhar, eu percebia um pedido de ajuda. Não havia modulações em seu monocórdico tom de voz. Atingia-me, particularmente, a sua respiração bloqueada no abdômen, a bacia contraída.

As primeiras palavras de Daniela dirigidas a mim foram: "Não vivo qualquer relacionamento de casal; quero fazer psicoteatro porque fico curiosa em saber de que se trata. Sou uma pessoa autônoma e independente, tenho meu próprio trabalho e moro sozinha. Não sinto necessidade de alguém".

Prestando atenção ao que dizia, descobri que Daniela se afligia por um problema físico.

"Há anos que sofro por um problema físico, um distúrbio do ciclo menstrual. O problema da amenorréia me causa muitas tensões. Tem vezes que sofro muitíssimo... e já faz muitos anos que não tenho mais o ciclo regular."

Procurei compreender, do ponto de vista de Daniela, os sentimentos, pensamentos, medos que ela procurava comunicar. Coloquei-me, então, as seguintes perguntas:

- Qual era sua identidade femininia?
- Qual a sua atitude nas relações com o sexo oposto?
- Quais eram as mensagens recebidas sobre a sexualidade de seus pais?
- Quais eram suas emoções, fantasias e vivências a respeito de sua experiência de dor menstrual?

No terceiro encontro do grupo, Daniela quis entrar na cena que estava sendo representada. Foi a primeira vez que se posicionou sem ser convidada.

Algumas senhoras presentes estavam representando a cena do retorno à casa, o encontro com os filhos, o momento de relaxamento, a dificuldade de encontrar um instante de repouso após o dia de trabalho, a dificuldade de comunicação com o marido, também cansado e precisando descansar, a preparação do jantar. Outras mulheres, que moravam com os pais, estavam mostrando o problema do relacionamento com as mães que iam sendo representadas como obsessivas e invasoras.

Outros descreviam, pelo contrário, o conflito entre a necessidade que tinham de permanecer vivendo sozinhos e o desejo de ir morar com as companheiras.

Foi exatamente quando um rapaz do grupo falava dessa escolha e das dificuldades que lhe advinham nos planos afetivo, econômico e no plano das relações, que Daniela entrou, espontaneamente, em cena. Pedi-lhe que apresentasse sua história de vida, já que o grupo pouco sabia a seu respeito.

Assim, ela apresentou sua personagem real: "Meu nome é Daniela, isso vocês já sabem. Sou uma mulher bastante feliz e satisfeita com meu trabalho e com minha vida particular. Estou aqui por pura curiosidade, para saber o que é o psicoteatro. O teatro me interessa muito. Moro sozinha e creio que uma mulher não precisa, necessariamente, viver ao lado de um homem para ser feliz".

O grupo fez um ou outro comentário de divergência e ironizou um pouco. Minha intervenção lembrou que comentários negativos não favoreciam um clima de recíproca confiança e escuta e que durante a exposição das vivências de cada um era absolutamente necessário evitar críticas.

Daniela, com um tom de voz aparentemente seguro, de quem quer realmente falar e desabafar, afirmou: "Não me incomodo, de forma alguma, com comentários negativos, estou mais que acostumada a eles. O único problema que realmente tenho é um distúrbio em meu corpo".

Convidei-a a expor seu problema ao grupo: "Já faz alguns anos que o meu ciclo menstrual não é mais regular".

Mesmo desejando mostrar-se segura do que afirmava, sua voz parecia quase metálica, retida na garganta, seguida por longas pausas de silêncio, depois das quais tornava a falar, de maneira trêmula e lenta.

Depois da apresentação, teve início o trabalho de simulação. Daniela, que morava sozinha, interpretou a volta à casa depois do trabalho e o momento em que se punha a assistir à televisão. Um membro do grupo sugeriu que ela dissesse, em voz alta, seus pensamentos interiores, que, no psicodrama, é chamada de *técnica do solilóquio*.[*]

"Daniela — intervim eu —, se você quiser, pode contar seus pensamentos ao grupo, as coisas que passam em sua cabeça quando você chega em casa e fica vendo tevê."

Ela pensou um instante, e depois, em um tom misto de curiosidade e medo, disse que a idéia lhe agradava.

Cena. Daniela está em casa diante da tevê. O cenário é composto por alguns objetos que se encontram no cômodo: uma mesa, duas cadeiras, um caixote, transformados para a ocasião em decoração de cozinha.

O cenário representa um elemento importante e estimulante para a simulação dos participantes. A sua organização deriva da criatividade e imaginação do grupo e do diretor; às vezes, como no nosso caso, o cenário vem recriado pelo protagonista que busca representar os elementos mais importantes da situação conflituosa, e, assim, oferecer maiores detalhes para a representação. Freqüentemente, o cenário pode resultar, no caso de uma interpretação dispersiva na qual não exista definição clara espaço-temporal, em uma atenção e concentração maiores, que podem se desenvolver num ritmo de interpretação mais vivo e em um discurso imaginativo mais caloroso.

Daniela, sentada na cadeira diante da tevê, começou a comunicar, em voz alta, seus pensamentos íntimos.

"Estou aqui..., sozinha..., estou tão sozinha..., estou bem precisando de ver alguma coisa que me acalme; um filme, que chateação! Sempre as mesmas coisas na tevê. Quem se interessa pela *Beautifulsoap opera*, as tragédias do mundo..., sei lá..., enfim, até que aqui em casa eu estou bem... aqui eu descanso... não tenho tensões... aqui eu me sinto segura... não quero arriscar. Tenho tudo que quero, a geladeira está cheia, minha casa é quente e acolhedora."

Paolo, um rapaz do grupo, intervém dizendo:

"Eu proponho que agora fale a sua barriga. Você topa, Daniela?"

"Minha barriga!?", perguntou Daniela surpresa e se olhando.

Paolo, que já havia tido experiência terápica da gestalt, propôs: "Daniela, finja que são as partes do seu corpo que vão falar a partir de agora; pode ser que saiam para fora outras coisas. Tente! Isso pode ser importante para você".

Ocorreu um instante de silêncio e, logo, ela concordou, dizendo: "Podemos experimentar".

A protagonista, nesse caso, aquiesceu e seguiu a sugestão de um dos componentes do grupo. Mas nem sempre isso ocorre. Os participantes podem muito bem recusar as sugestões recebidas e, eles mesmos, indicarem alguma alternativa. Isso encoraja a autodireção no trabalho e ajuda a desenvolver a autoconsciência e o confronto com os outros.

---

[*] A técnica do solilóquio permite ao ator expressar a si mesmo, e ao grupo, os próprios pensamentos interiores.

Nosso caso, pelo contrário, mostra a importância da intervenção e das intuições no grupo: todas as experiências e sugestões propostas têm a possibilidade de servir de ajuda para o desenvolvimento do trabalho psicoteatral. O diretor procurará encorajá-las e estruturá-las, e inserir as propostas no modo e momento oportunos.

Uma outra senhora do grupo, Rita, intervém na cena e se propõe a interpretar a barriga de Daniela. Isso significa que Rita pode identificar-se com as necessidades que intui existirem na barriga de Daniela. Pode falar do caso na primeira pessoa e na forma "preciso de...", de modo direto e empático. Convidei uma outra moça, dentre os espectadores, a subir ao palco e colocar uma das mãos sobre o ventre de Daniela. A pressão da mão e o contato quente ajudaram Daniela a respirar mais profundamente e a relaxar. Houve, então, um profundo e intenso diálogo entre Daniela e sua barriga.

A técnica de fazer interagir as partes do corpo é, principalmente, um método da terapia gestalt, na qual o terapeuta estimula a pessoa a sentir e a estabelecer um diálogo entre as partes corporais repletas de diferentes impulsos. Dessa forma, pede-se que se dê voz às pulsões que se opõem e que afloram das partes tensionadas. Isso amplia a consciência das próprias necessidades, integrando-as e não excluindo-as em uma nova consciência do eu. No trabalho psicoteatral, as partes do corpo que interagem podem ser representadas por pessoas diferentes.

Daniela: "Eu estou bem, sou livre e independente".
Barriga (Rita): "Eu, não! Estou mal, me sinto sozinha, não tenho com quem conversar".
Daniela: "Às vezes, eu também me sinto sozinha, só que preciso ficar sozinha... senão... fico perdida, confusa...".
Barriga (Rita): "É, está bem, mas... quando estou sozinha, faço o quê? Com quem vou desabafar? Falar com quem, quando sinto minhas dores?".
Enquanto Daniela falava, pus-lhe a mão sobre a espinha, perto dos rins, e a outra moça continuava com a mão sobre o ventre. Iniciamos progressivamente, com muita delicadeza, a aumentar a pressão sobre a espinha e o ventre. O contato quente e constante permitiu a Daniela sentir, mais profundamente, as próprias sensações viscerais. O contato com a parte do corpo em que Daniela sentia maior tensão, e as palavras ditas pela barriga levaram-na a expressar com naturalidade as palavras seguintes, aliás, logo interrompidas por um choro profundo e liberatório.
"Sinto-me... triste, sinto-... me tris... te, sem espe... ranças, não tenho... confiança... em ninguém...", balbuciou uma Daniela cansada. Chorava cada vez mais alto. Todos os componentes do grupo, espontaneamente, aproximaram-se dela e acolheram-na com seus corpos. Daniela não recusou o contato e quinze pessoas pareciam um único corpo.
Receber o contato físico do grupo significa, principalmente, *deixar-se levar pelos outros, com confiança,* e renovar as próprias fontes de energia para tornar a dar vitalidade ao corpo e clareza à mente.
Entre lágrimas e períodos de silêncio, Daniela continuou a desabafar: "É mentira que eu esteja feliz... estou cansada. E não é verdade que eu esteja bem. Estou cheia da

minha independência... e da minha autonomia. Eu queria ser como todas as outras mulheres...".

Dentro de um profundo silêncio, algumas mulheres se comoveram. Fora criado um momento mágico, uma ressonância emotiva entre Daniela e o grupo. Tudo isso era necessário para um processo de troca e de transformação emotiva. Daniela continuava a falar: "Ando triste, eu também gostaria de viver a minha feminilidade. No entanto, não! Nunca posso. Nunca me foi possível. Sempre deveres, respeito, formalidades. Estudo em casa. Sair, nem pensar! Era perigoso para mim. Não havia espaço para diversão em minha vida. Sempre prestando atenção... sempre prestando atenção... não faça isso... não faça aquilo... Eu te odeeeeeeio!"

"Você odeia quem?" — perguntei-lhe.

"Minha mãe. A culpa é dela se eu sou desse jeito" — gritou ela.

"Você quer experimentar dizer diretamente à sua mãe as coisas que está dizendo ao grupo?".

E, dirigindo-me ao grupo, perguntei:

"Quem quer ser a mãe da Daniela?"

Uma senhora do grupo perguntou-me se podia assumir o papel da mãe, papel esse que seria extremamente significativo tanto para ela própria como para o marido, ali presente.

Daniela continuou o desabafo à mãe, com muita determinação. Suas palavras eram tão duras que eu pedi a um dos membros que estabelecesse contato com a mão na barriga e costas da mãe cênica. Esse contato produziu um senso de apoio físico, de nutrição psicológica que protegia a mãe cênica do contra-ataque verbal de Daniela.

"Te odeio por tudo que você me fez e por tudo aquilo que me falou. Você arruinou minha vida e a culpa é só sua. Você me fez odiar os homens, ficava sempre me dizendo que os homens são todos iguais e querem, todos, a mesma coisa; você ficava me repetindo que eu devia prestar atenção para não ser passada para trás, como você."

Enquanto Daniela continuava seu desabafo falando na primeira pessoa, aumentei progressivamente a massagem energética para estimulá-la à ação da própria raiva. Nesses casos, o desabafo também cria um antídoto contra as experiências de inibição das ações interiorizadas no passado. Foi no passado que Daniela incorporou preconceitos e proibições da mãe, o que determinou conseqüências traumáticas e bloqueios no corpo. Reaprender no aqui e agora, agir no presente cenas e episódios de sofrimento da infância permite uma experiência nova: viver a desinibição da ação diante do estresse e reforçar a potencialidade individual do eu.

Durante o desabafo, Daniela ia aos poucos levantando os olhos em direção à mãe cênica que, naquele momento, começou a chorar. O desabafo durou vários minutos.

No final, perguntei como o grupo via Daniela naquele exato momento. Eis o *feedback* de alguns dos membros:

"Vejo as costas dela mais alargadas."

"O olhar está mais direto e mais luminoso."

"Eu percebo o corpo mais forte."

"Sinto a respiração dela mais relaxada e o abdômen mais macio."

O que, de fato, aconteceu?

Daniela havia entrado em contato com suas emoções profundas, e o fato de ter falado diretamente à mãe cênica permitiu-lhe atualizar o problema, revivendo-o no presente.

Conforme os princípios teóricos anteriormente apresentados, a moça havia passado de um estado de inibição da ação para um estado de desinibição da ação, sobretudo por meio da palavra e de uma série de gestos expressivos: o punho levantado, a vibração muscular, o pé batendo, com força, no chão. A massagem energética, o contato corporal, a representação espontânea e a estimulada pelas intervenções do grupo haviam favorecido esse processo.

Nesse meio tempo, a mulher que havia representado o papel da mãe cênica, dirigindo-se a Daniela, expressou-se assim: "Agora, você é uma mulher e pode mostrar seu corpo sem qualquer tipo de vergonha, como quando você era menininha".

Daniela estava bem atenta às palavras da mãe que, continuando a falar, pegou-lhe delicadamente a mão. Daniela aceitou o gesto sem dificuldade e o contato se transformou, enquanto o diálogo prosseguia, em terno abraço. A mãe cênica falava-lhe como se ela tivesse ainda doze anos, e estivesse vivendo o momento-chave da puberdade e o início do ciclo menstrual.

"Você é muito bonita — disse-lhe acariciando seus cabelos. — Você deve ficar orgulhosa por ter um corpo tão bonito assim. Pode manter as costas eretas sem temor de mostrar o seu busto e sua feminilidade. Seu corpo está se transformando, você é uma mulher. Nesse período você poderá perceber umas manchas na sua calcinha: não se assuste, isso acontece a todas as mulheres. É o início de uma fase nova. Agora a mulher fica fértil e pode começar a ter filhos, e é essa a sua beleza."

Daniela escutava atentamente, olhando, comovida, diretamente nos olhos da mãe que continuava dizendo:

"Um dia você também vai poder escolher um homem só para você, vai poder formar família, viver junto dele e, se quiser, ter filhos. Você vai poder decidir com quem fazer isso, vai ser livre para escolher."

O abraço e as palavras de incentivo e apoio da mãe cênica revelaram-se extremamente importantes para Daniela. Essa passagem terapêutica denomina-se *reparenting*:[13] viver o contato com um membro do grupo que representa, no momento, o pai bom, o que compensa a falta e as frustrações vividas com o pai real.

A frase de Daniela, dita no final do trabalho, mostra-nos o resultado positivo do *reparenting*.

"É a primeira vez — afirmou comovida — que me sinto encorajada por minha mãe, é a primeira vez que me vejo em paz com ela. O contato com minha mãe revelou-se uma coisa nova e muito bonita. Com minha mãe de verdade, esse contato foi interrompido muito cedo. Desde que eu era menina que não nos tocamos mais: lembro-me que os abraços e as carícias acabaram cedo demais."

Seguiu-se uma discussão em que cada componente do grupo expressou a própria vivência e palavras de encorajamento a Daniela. Eis algumas frases que me parecem significativas para compreender a evolução do trabalho:

"Daniela, agora você vai poder conhecer uma mãe nova, uma mãe interior que poderá aconselhá-lá e incentivá-la quando você quiser."

"Agora que você descobriu o contato com o próximo, não se esqueça, você também pode abraçar os outros."

"Daniela, se você quiser sair comigo (um homem do grupo), estou disponível."

"Seu olhar está aberto e cheio de vontade de viver."

Para a mãe cênica, como já dissemos, foi bastante importante a dramatização daquele grupo. Sua filha, adolescente, estava vivendo as mesmas problemáticas vividas por uma Daniela adolescente. O desabafo de Daniela foi-lhe de grande ajuda para compreender as necessidades atuais da própria filha. Os encontros de psicoteatro continuaram. Dois meses depois, Daniela menstruou novamente e iniciou um ciclo mais regular.

O caso de Daniela demonstra como alguns problemas não existem em decorrência da falta de consciência deles, mas pelo medo de agir. Os pensamentos interiorizados da mãe criaram na filha um aviltamento que reduziu sua autoestima e que ativou, dessa forma, um círculo vicioso: inibição-estresse-inibição.

O leitor poderá perguntar-se se essa nova experiência vivida no grupo de psicoteatro pode, de fato, mudar a marca da própria infância na memória determinante no desenvolvimento psicocorporal da pessoa. Nossa resposta é a de que a experiência terapêutica, vivida com profunda emoção e com o envolvimento interno da pessoa, sobretudo se repetida algumas vezes, pode começar a modificar até mesmo os níveis mais profundos da personalidade; pode, pois, modificar o Eu, no sentido da auto-estima e conseqüente instauração de uma relação positiva com o outro; e, principalmente, pode influenciar os circuitos neurofisiológicos, seja por aquilo que se refere ao sistema nervoso autônomo em seus dois componentes, simpático-parassimpático, seja por aquilo que diz respeito ao sistema hormonal e motor.

A última imagem que me fica de Daniela é de uma mulher que se retira do *setting* terapêutico com um sorriso e um olhar abertos para os outros, com uma expressão de força interior capaz de fazê-la viver com segurança sua condição de mulher e de explicitar plenamente sua maneira de estar no mundo.

Notas bibliográficas

1. MORENO, L. e MORENO, Z. T. *Psicodramma,* I, II, III. Astrolabio, 1988.
2. BOAL, A. *Teatro dell'oppresso.* Feltrinelli, 1977.
3. LISS, J. *La psicoterapia del corpo.* Astrolabio, 1986.
4. LOWEN, A., *Bioenergetica.* Feltrinelli, 1983. No Brasil, sob o título *Bioenergética.* Summus, São Paulo, 1982.
5. PERLS, F., HEFFERLINE, R. F. e GOODMAN, P. *Terapia e pratica della gestalt.* Astrolabio, 1971.
6. LOOS, S. *Giochi cooperativi.* Gruppo Abele, 1989.
7. LISS, J., *op. cit.*, p. 101.
8. *Idem, ibidem*, p. 156.
9. *I dem, ibidem*, p. 147.
10. BOAL, A. Prefácio à 3ª edição, *Jeux pour acteurs et non acteurs.* Editions la Découverte, 1983.
11. *Idem, ibidem*, p. 145.
12. BOAL, A. *op. cit.*, p. 145.
13. PESSO, A. "Effects of pre-and perinatal trauma", in: *Energy and Character.* Londres, v. 22, 1, 1991.

SOBRE OS AUTORES

O grupo de profissionais que se dedica à Biossistêmica vem de diferentes áreas da psicoterapia. Além de Reich e seus seguidores, como Ola Raknes, David Boadella, Gerda Boyesen, Jay Statman, apoiam-se também na Escola Freudiana tradicional (psicologia do impulso), em H. Kohut-Hartmann (psicologia do *self*) e Winnicot-Fairbain (psicologia de relações objetais).

Jerome Liss é professor do Instituto de Psicologia Clínica da Westdeustche Akademie, de Düsseldorf, colaborador do prof. H. Laborit e foi colaborador de R. Laing e D. Cooper. Entre seus livros, ressaltamos *La Psicoterapia del corpo* (com Boadella, 1986) e *La comunicazione ecologica* (1992). É responsável pela formação da Escola Italiana de Biossistêmica.

Maurizio Stupiggia é psicoterapeuta, membro fundador da Escola Italiana de Biossistêmica e professor da Escola de Formação em Biossistêmica. Desenvolve atividade clínica em consultório há muitos anos e é consultor do projeto Cee pela integração social dos excluídos da comunidade.

Informações sobre Terapia Biossistêmica no Brasil:
R. Pascoal Vita, 682 — CEP: 05445-001 — São Paulo
Tel.: (011) 870-3221; e-mail: rkignel @ u-netsys.com.br

Leia também

ENERGIA E CARÁTER
David Boadella, Gerda Boyesen, Jerome Liss e outros

Nestes últimos tempos, o campo das terapias corporais tem sido dos mais férteis e produtivos. O mérito desta coletânea está em apresentar ao público brasileiro artigos originais de autores consagrados, bem como de outros menos divulgados no Brasil. Uma leitura fundamental para quem deseja se familiarizar com as diversas tendências a partir dos textos de seus criadores. REF. 562

NOS CAMINHOS DE REICH
David Boadella

O interesse cada vez maior sobre a vida e o trabalho de Wilhelm Reich é indiscutível. Neste livro, David Boadella, com sua capacidade de exploração e pesquisa, percorre a vida de Reich de maneira profunda e esclarecedora, apresentando-nos um verdadeiro tesouro de fatos e interpretações. Livro fundamental para psicanalistas e psicoterapeutas de todas as áreas, bem como para leigos interessados nas origens históricas das abordagens corporais. REF. 208

CORRENTES DA VIDA
Uma Introdução à Biossíntese
David Boadella

Biossíntese significa a integração da vida, e seu conceito central tem por base a existência de correntes energéticas fundamentais no organismo humano, também denominados "fluxos vitais". A trajetória do desenvolvimento e expressões do ser humano, da vida intra-uterina à morte, a partir de fatores biológicos básicos, sobretudo os processos rítmicos do corpo. REF. 262

ENTRE PSIQUE E SOMA
Introdução à Psicologia Biodinâmica
Gerda Boyesen

A Psicologia Biodinâmica integra e concilia os pontos de vista de três grandes mestres: Freud, Reich e Jung. Mediante massagens, palavras e, às vezes, o próprio silêncio, há um estímulo que regula as tensões psicoperistálticas, permitindo ao paciente reencontrar sua circulação bioenergética. Neste livro, uma das fundadoras da Psicologia Biodinâmica descreve sua trajetória como terapeuta e pesquisadora, interligando teoria e prática. REF. 265

CADERNOS DE BIODINÂMICA — Vols. 1, 2, 3
Gerda Boyesen, Eva Reich, David Boadella, John Pierrakos e outros.

A Psicologia Biodinâmica, desenvolvida pela psicóloga e fisioterapeuta norueguesa Gerda Boyesen, tem como fundamento a energia vital do indivíduo e trabalha com as tensões do corpo e suas restrições, usando massagem especial e técnicas de movimento, prevenindo e evitando o desenvolvimento das neuroses.
Vol. 1. — REF. 156; Vol. 2 — REF. 167; Vol. 3 — REF. 209

------- dobre aqui -------

ISR 40-2146/83
UPAC CENTRAL
DR/São Paulo

CARTA RESPOSTA
NÃO É NECESSÁRIO SELAR

O selo será pago por

summus *editorial*

05999-999 São Paulo-SP

------- dobre aqui -------

summus editorial

CADASTRO PARA MALA DIRETA

Recorte ou reproduza esta ficha de cadastro, envie completamente preenchida por correio ou fax,
e receba informações atualizadas sobre nossos livros.

Nome: _____

Endereço: ☐ Res. ☐ Coml. _____

CEP: _____ - _____ Cidade: _____ Estado: _____ Tel.: ( ) _____

Profissão: _____ Professor? ☐ Sim ☐ Não Disciplina: _____

1. Você compra livros:

☐ em livrarias   ☐ em feiras

☐ por telefone   ☐ por reembolso postal

☐ outros - especificar: _____

2. Em qual livraria você comprou esse livro?

_____

3. Você busca informações para adquirir livros:

☐ em jornais   ☐ em revistas

☐ com professores   ☐ com amigos

☐ outros - especificar: _____

4. O que você achou desse livro?

_____

5. Sugestões para novos títulos:

_____

_____

6. Áreas de interesse:

☐ administração/RH   ☐ comportamento   ☐ holismo

☐ corpo e movimento   ☐ fisioterapia   ☐ educação

☐ saúde   ☐ fonoaudiologia   ☐ musicoterapia

☐ programação neurolingüística (PNL)   ☐ sexualidade

☐ psicologia - qual área? _____

☐ comunicação social - qual área? _____

☐ outras - especificar: _____

7. Gostaria de receber o Informativo Summus? ☐ Sim ☐ Não

8. Gostaria de receber o catálogo da editora? ☐ Sim ☐ Não

cole aqui

Indique um amigo que gostaria de receber nossa mala direta

Nome: _____

Endereço: ☐ Res. ☐ Coml. _____

CEP: _____ - _____ Cidade: _____ Estado: _____ Tel.: ( ) _____

Profissão: _____ Professor? ☐ Sim ☐ Não Disciplina: _____

Summus Editorial *Pensando em você*

Rua Cardoso de Almeida, 1287 05013-001 São Paulo SP Brasil Tel (011) 872 3322 Fax (011) 872 7476